HEALTHCARE INSTITUTE

CBD
PRAXISBUCH

Medizinische Anwendung
des Multitalents Cannabidiol

Für ein Leben ohne Schmerzen

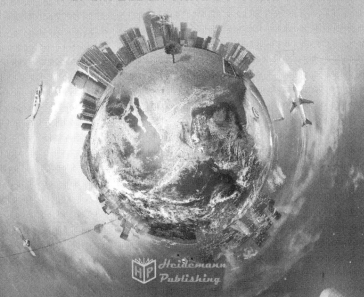

Heidemann
Publishing

Originalausgabe
2. Auflage 2019
Copyright © 2019 – Healthcare Institute

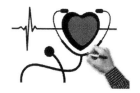

Vertreten durch:

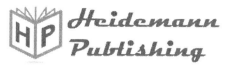

Alle Rechte vorbehalten

Covergestaltung: Lauria, [www.fiverr.com]
Coverabbildung: alphaspirit, [de.depositphotos.com]
Coverabbildung: roxanabalint, [de.depositphotos.com]
Coverabbildung: Simeon.VD, [de.depositphotos.com]
Abbildungen: Siehe Bildverzeichnis
Lektorat: Cornelia Feyberg
Druck: Poland Sp. Z o.o., Wrocław
Auslieferung: Amazon bzw. eine Tochtergesellschaft
Printed by Amazon Fulfillment

> Dieses Werk ist urheberrechtlich geschützt. Nachdrucke, auch auszugsweise, sind verboten. Ohne schriftliche Genehmigung der Autoren, darf kein Teil dieses Werkes in irgendeiner Form verbreitet, vervielfältigt oder reproduziert werden.

Independently published
ISBN der Druckausgabe: 978-1092383172
ASIN eBook: B07Q3XZMJL

Inhaltsverzeichnis

CBD ...8
Die Warnsignale unseres Körpers ...20
  Einige, häufig auftretende Warnsignale: ...20
  Was können wir selber tun, um möglichst lange gesund zu bleiben ..26
Haben Sie Lust auf Alchemie? ...30
Cannabis, die Antwort der Natur auf viele Krankheiten und Beschwerden ...38
Das Endocannabinoid-System (ECS) ...40
  Die Cannabinoid-Rezeptoren ...41
Endocannabinoid-Mangel (CEDC) ...43
  Die Möglichkeiten zur Stärkung des Endocannabinoid-Systems ..44
Die Cannabinoide der Hanfpflanze ...46
  1. Tetrahydrocannabinol (THC) ...46
  2. Cannabidiol (CBD) ...47
  3. Cannabichromen (CBC) ...47
  4. Cannabinol (CBN) ...48
  5. Cannabigerol (CBG) ...48
  6. Tetrahydrocannabivarin (THCV) ...49
Liste der Krankheiten ...50
A ...50
B ...50
C ...51
D ...51
E ...51
F ...51
H ...52

K	52
M	52
N	53
P	53
R	53
S	54
T	54
Z	54
1.) ADS/ADHS	54
2.) Chronische Schmerzen (Cephalgie)	56
3.) Epilepsie	57
4.) HIV – AIDS	58
5.) LWS-Syndrom	60
6.) Schlafstörungen	63
7.) Zwangsstörung (OCD)	65
Das Cannabinoid Cannabigerol (CBG) – Hilfe bei Darmkrebs?	68
Cannabis und THC bei „Traumatischer Hirnverletzung" (Schädel-Hirn-Trauma)	70
Cannabis bei Stress und Angststörungen – aus der Neurowissenschaft	72
Hanfsamen gegen Parkinson und Alzheimer	73
Beachtliche Erfolge bei diversen Erkrankungen älterer Menschen	74
Als Kassenpatient zu einer Cannabis-Verordnung kommen	75
Ausweis für Cannabis-Patienten	78
Was ist Cannabis und was sind Cannabis-Medikamente?	79
Grünes Licht durch die WHO	80
Die Herstellung von CBD-Öl	82
Weitere Herstellungsmethoden	83

Der „Entourage-Effekt"..........84
Der Unterschied von Hanfsamen- und CBD-Öl..........84
CBD-Öl mit verschiedenen Konzentrationen..........85
CBD-Öl-Dosierung..........86
Eventuelle Nebenwirkungen..........88
Worauf muss beim Erwerb geachtet werden?..........89
Wie soll CBD-Öl gelagert werden?..........90
Wie ist ein gutes Produkt zu erkennen?..........91
Ein wichtiger Unterschied!..........93
Das richtige Verdampfen von Cannabis – der Vaporizer..........94
Welche Form von Cannabis ist zum Verdampfen geeignet?..........96
Der Grinder..........97
Die richtige Temperatur zum Inhalieren..........98
Die richtige Dosierung..........98
Die Herstellung von Cannabis-Tinkturen..........100
Das Rezept..........100
Anti-Schmerz-Salbe mit Cannabis – selber herstellen..........102
Welche Sorten eignen sich zur Salben-Herstellung?..........102
Die Herstellung der Salbe..........103
Herstellung und Dosierung von Cannabis-Pulver..........105
Die Cannabis-Tee-Zubereitung..........106
Nutzhanf oder Industriehanf..........108
Die CBD-Aktivierung bei Nutzhanf..........109
Die Decarboxylierung von Nutzhanf während der Zubereitung..........110
Die geeigneten Blüten für CBD-Tee..........111
Hanfmilch selber herstellen..........113
„Canna"-Honig aus eigener Herstellung..........114

Die perfekte Canna-Butter – Basis für viele Rezepte 116
Canna-Öl, eine beliebte, vielseitige Zutat zum Backen und für Salatdressings 118
Canna-Sirup 119
Cannabis-Spa und Cremes selbst herstellen 120
   Olivenöl 120
   Sonnenblumenöl 121
   Kakaobutter/Kokosöl/-fett 121
   Salz 122
   Ätherische Öle 122
   Aloe Vera 124
   Bienenwachs 124
   Blütenwasser/Hydrosol 124
   Getrocknete Cannabisblüten 124
Rezept für ein Cannabis-Massageöl/Cannabis-Creme 125
   Zubereitung: 126
   Weitere Varianten des Öls 126
CBD-Öl auch für Haustiere 128
   Anwendung und Dosierung bei Tieren 130
Erfahrungsberichte 131
Kritik am Cannabis-Gesetz 133
Die wichtigsten Länder in der Cannabisforschung 137
Neuigkeiten aus der Branche 141
   Kommt der Cannabis-Anbau? 143
   Medizinische Zwecke 144
   Umfrage: 145
   Sollte Cannabis legalisiert werden? 145
   Konkrete Ansatzpunkte 145

Vorstellbar in Sachsen-Anhalt 146
Hanf beim Bauen 149
Studien 151
Fazit 158
Warnhinweise 160
Rechtliches 164
    Impressum 164
Weitere Buchempfehlungen 167

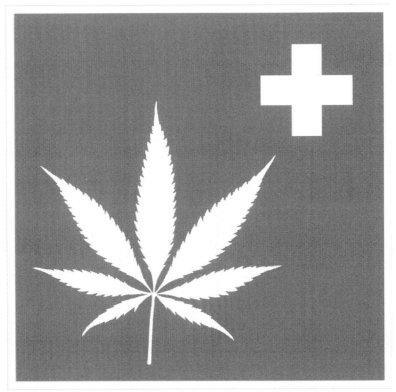

Bild Nr. 1

CBD

Cannabis, das in großen Teilen der Gesellschaft noch nicht angekommene uralte Hilfs- und Heilmittel.

Wird Kranken ein wirksames Heilmittel verweigert? Seit Jahrhunderten wurde die alte Nutzpflanze zum Vorteil der Menschheit angebaut. Sie besitzt das Potenzial, viele gesundheitliche, sowie mannigfache ökologische Probleme zu beheben –global und regional. Woran scheitert es, wenn dieses Wissen doch vorhanden ist? Von den meisten Staaten wird der Hanfanbau geregelt oder ganz verboten, um die Menschheit vor der „Droge" zu schützen. Wer sich mit dem Nutzen und den Eigenschaften des verteufelten Multitalents beschäftigt, kommt schnell auf den Gedanken: „Warum wird das Kraut nicht in großem Umfang angebaut?" Die „Wunderpflanze" zu dämonisieren, ihr einen schlechten Ruf zu verpassen und sie mit Drogen gleichzusetzen, entpuppt sich als lachhafte Ausrede von offizieller Seite. Sonst sind sie mit Drogen nicht so zimperlich.

Die Rede ist hier nicht von Alkohol oder harten Drogen, sondern von der staatlich genehmigten, gewollten und geförderten Produktion von giftigen Medikamenten, die in der Regel den menschlichen Organismus mehr schaden als nützen.

So gerne sich die pharmazeutischen Konzerne als noble Heilsbringer in Sachen Ausmerzung und Vorbeugung von Krankheiten darstellen, ist es jedoch Tatsache, dass sie mithilfe käuflicher Politiker und Wissenschaftlern ein weltweit milliardenschweres Investmentgeschäft aufgebaut haben und sicherlich kein Interesse daran hegen, es in Zukunft zu ändern. Die Existenz und mögliche Förderung, besonders chronischer Erkrankungen, ist die Grundlage des Geschäftsmodells. Es beruht auf Täuschung und Betrug. Die Beseitigung von Krankheiten, angeblich das Ziel der gesamten Pharmaindustrie, wird von ihr allerdings erfolgreich umgangen. Der Grund dafür ist ganz klar ersichtlich. Krankheiten, die mit Naturheilmitteln behandelt werden könnten, oder durch Aufklärung gar nicht erst entstehen, entzögen dem Pharmamarkt seine Berechtigung und seinen Milliardenumsatz. Geld zu verdienen ist nur mit dem kranken Menschen möglich. Um dieses Geschäft aufrechtzuerhalten, wenden die Konzerne unüberschaubare Geldmengen auf, zur Einflussnahme auf politische Fürsprecher, zur Finanzierung von Studien und Gesundheitsexperten und letztlich auch, um sich die Gunst der Medien zu sichern.

Noch nie waren Heilversprechen so groß wie heute, jedoch ist die schulmedizinische Behandlung zu einer der am häufigsten vorkommenden Todesursache geworden. Wer Therapiemaßnahmen blind vertraut, erleidet häufiger mehr Schaden als Nutzen. Erwiesenermaßen sind etliche Behandlungen ohne Wirksamkeit auf vorhandene Beschwerden.

Große Teile unseres hochgepriesenen Gesundheitssystems befinden sich unter dem Einfluss der Standesinteressen von Krankenkassen, Ärzteschaft, Politik und Pharma, der sogenannten „Gesundheitsmafia", die etwa 250 Milliarden jährlich einstreicht. Verbucht werden diese Summen unter dem Posten „Kosten des Gesundheitssystems". Jede der vier Gruppen verfolgt die eigenen Interessen und respektiert die der anderen Mitglieder des „Mafiaclans", wie Fachleute aus dem Bereich des organisierten Verbrechens bestätigen. Der einzig Leidtragende dieser Strukturen ist und bleibt der Patient.

Der Mensch, der Sie eher umbringen wird als ein Einbrecher, Räuber, geistesgestörter Amokläufer oder betrunkener Verkehrsteilnehmer, ist Ihr Arzt. Nicht zu glauben, aber wahr! Die Wahrscheinlichkeit, an Nebenwirkungen von verordneten Medikamenten zu versterben, ist ca. fünfmal höher als bei einem Autounfall das Leben zu lassen. Jährlich sterben etwa 50.000 Patienten an Medikamenten und Behandlungsmethoden allein in Deutschland. Vorsichtige Schätzungen besagen, dass 100.000 Menschen ein Krankenhaus in desolaterem Zustand verlassen, als sie gekommen sind. Es existieren auch Zahlen von ca. 500.000 Behandlungsfehlern. Ärzte gelten heutzutage offiziell als die drittgrößte Todesursache, nur statistisch getoppt von Herz-Kreislauferkrankungen und Krebs.

Kaum ein Arzt weiß ganz genau, was er verordnet und der Patient kennt die Nebenwirkungen des Medikaments nicht, wobei auch das Studium des Beipackzettels nur selten weiterhilft. Die alte Weisheit „Wer Lesen kann, ist klar im Vorteil" greift hier nicht, es fehlt das Pharmazie-Studium. Hätte man es allerdings absolviert, würde man natürlich nichts einnehmen. Das kann unter keinen Umständen gewollt sein. Wer könnte in dieser misslichen Situation weiterhelfen? Die Politik? Weit gefehlt, scheinbar ist sie in der Lage, sich auszudenken, wie krumm die Banane und wie grün die Gurke zu sein hat, aber die Hersteller gefährlicher Substanzen zu verpflichten, Ross und Reiter zu nennen, liegt nicht in ihrer Macht oder in ihrem Willen. Und die

Pharmakonzerne selber? Eigene Studien werden nicht offengelegt und die zuständigen Behörden fungieren als Handlanger. Der Erfolg ist eine korrupte, kaputte Medizin mit Krankheiten, die erfunden und Menschen, die krankbehandelt werden.

In seinem Buch „Heilen verboten – Töten erlaubt. Die organisierte Kriminalität im Gesundheitswesen" beschreibt der Wissenschaftsjournalist *Kurt. G. Blüchel* ausführlich die Ausbeutung der sozialen Systeme, die Unterwanderung medizinischer Fakultäten und wissenschaftlicher Institute, wie den Missbrauch nicht einwilligungsfähiger Patienten für medizinische Experimente.

War es denn nicht ursprünglich so, dass ein Arzt sich um das Wohlergehen seines Patienten sorgt und stets zu seinem Vorteil handelt? Ja, vor langer Zeit war das so und auch jungen Medizinstudenten kann diese gute Absicht bestimmt nicht abgesprochen werden. Später werden sie leider noch eines anderen belehrt. Die Wahrheit ist, unser Gesundheitssystem ist von monetären Interessen durchsetzt. Das „Weißkittel-Syndikat" profitiert auch von Therapien, die den Patienten schaden.

„Aus Ethik wurde Monethik!"

Ein solches System wie in diesem unserem Lande, könnte sich z.B. die Volksrepublik China mit ihrer großen Einwohnerzahl nicht leisten. Hier wird traditionell in Gesundheit und Prävention investiert. Es gibt auch heute noch Ärzte, die ihre Patienten kostenlos behandeln, gelingt es ihnen, die Patienten zu heilen und gesund zu halten, bekommen sie ihr Honorar. Auf die ersten

Anzeichen einer Erkrankung reagieren sie mit der Stärkung des Immunsystems durch Akupunktur, Kräutermischungen oder Ratschlägen zur optimalen Lebensführung. Der Fokus liegt auf der „Traditionellen Medizin", doch auch andere Methoden wie die Homöopathie, die orthomolekulare Therapie, Entgiftungen, psychosomatische Ansätze, Energiemedizin oder die „Neue Homöopathie" können dazu beitragen, ein System zu entwickeln, in dem die Gesundheit und nicht die Krankheiten eine Rolle spielt. Erfahrene naturheilkundlich arbeitende Therapeuten berichten über erstaunliche Heilerfolge mit „sanften Therapien".

http://www.homöopedia.eu/index.php/Artikel:Neue_Hom%C3%B6opathie_nach_Erich_K%C3%B6rbler

Die Gesundheit – der Punkt, der uns das ganze Leben lang begleitet und ganz wichtig wird, wenn man ihn verloren hat. Kaum etwas wünschen Menschen sich mehr als Gesundheit, besonders, wenn sie älter werden. Ganz einfach mit Arthur Schopenhauer zu sprechen:

„Gesundheit ist nicht alles, aber ohne Gesundheit ist alles nichts."

Das Zitat sagt alles, die Kunst ist nur, Gesundheit zu erreichen und wenn möglich zu erhalten. Trotz, oder vielleicht auch wegen, modernster medizinischer Verfahren, Therapien und Arzneimittel scheint dieser Zustand schlecht zu erreichen zu sein, denn die Zivilisationskrankheiten, chronischen Erkrankungen, Autoimmunerkrankungen, Allergien, Diabetes, Krebs u.v.m. haben geradezu seuchenähnlichen Charakter angenommen. Wahrscheinlich ist die Medizin-Branche daher auch der Markt mit den höchsten Zuwachsraten weltweit.

Unsere Gesellschaft ist stark beeinflusst vom medizinischen Modell des vorigen Jahrhunderts. Der Mensch hat zu funktionieren wie eine Maschine, Defekte werden repariert und „der Motor läuft wieder rund". Es wurde davon ausgegangen, dass Krankheiten immer eindeutige Ursachen haben, wie Infektionen oder Verschleiß. Man gelangte zu der Überzeugung, dass Hilfe nur von außen kommen kann, nämlich aus der Schulmedizin. Psychosoziale Faktoren oder Risiken aus Arbeits- und Umwelt, die sich schädigend auf die Gesundheit auswirken können, wurden wenig oder gar nicht beachtet. Vorsorge, Aufklärung und Eigenverantwortung war wenig gefragt, der „Doktor macht das schon". Begriffe wie Selbstheilungskraft oder Placebo-Effekt wurden belächelt und als nicht existent abgetan. Mittlerweile regt sich aber der Wunsch vieler Menschen nach Selbstbestimmung, Mitsprache, natürlichen Verfahren und einer Medizin, die Zeit hat zuzuhören, bei der der Mensch im Mittelpunkt steht und nicht der Rezeptblock.

Der Ruf nach ganzheitlicher Medizin wird lauter. Menschen, die von der Schulmedizin enttäuscht sind, die keine passende Diagnose, schlechte Prognosen oder nicht zufrieden-stellende Therapien erfahren haben, wenden sich vermehrt Alternativen zu. Enttäuschungen, Sorgen und Ängste können die eigenen Kräfte definitiv schwächen. In dieser Situation ist es wichtig, den Patienten wieder mit sich und seinen Empfindungen positiv zu verknüpfen. Oft sind wir von der Natur abgeschnitten, trauen unserer Intuition, also dem

„Bauchgefühl" nicht mehr. In der Praxis kann das bedeuten, es fühlt sich besser an, das schmerzende Gelenk zu kühlen, doch man wärmt es, weil der Arzt es für richtig erachtet hat. In der Tierwelt passiert das nicht, Tiere wissen aus Instinkt, was für sie das Richtige ist. Menschen lassen sich schnell verunsichern, oft auch durch die mediale Überflutung, eine Ratgebersendung jagt die nächste, ein Experte widerspricht dem anderen und so weiter. Dieses Szenario verursacht Orientierungslosigkeit und Bedrohung.

In der heutigen, schnelllebigen Zeit muss ständig aktiv etwas getan werden, um schnellstmöglich wieder „fit" zu sein, doch Heilung braucht auch Zeit. Durch die ausschließliche Beseitigung von Beschwerden wird oft die Widerstandskraft geschwächt und die Weichen in Richtung Krankheit gestellt. Manchmal ist es sinnvoller, Dinge geschehen zu lassen. Es ist ein Unterschied, ob ständig gekämpft und gegen die Strömung geschwommen werden muss, oder man sich einfach einmal in Ruhe tragen und treiben lässt.

Aaron Antonovsky (1923-1994), der Urvater der ganzheitlichen Medizin prägte den Begriff *„Salutogenese"*, aus dem Lateinischen „Salus" - Gesundheit, Glück, Heil und dem griechischen „Genesis" - Entstehung. Der Gegenpol zur Salutogenese ist die „Pathogenese", die nach Entstehung von Krankheiten fragt. Die Salutogenese interessiert die Gesunderhaltung. Antonovsky sah die beiden nicht als Gegensatz, sondern als Ergänzung. Das Geschehen spielt sich zwischen zwei Polen ab, die sich nicht ausschließen. Gesund oder krank ist man immer „mehr oder weniger". Gesundheit ist nicht einfach da und bleibt, sie muss ständig gepflegt und unterstützt werden, da der menschliche Organismus naturgemäß belastenden Einflüssen unterworfen wird und aus dem Takt geraten kann.

In der Chaostheorie sieht man den natürlichen Hang der Systeme zur Unordnung, welche aber die Bewegung in Richtung der Ordnung fördert. So gibt die Entwicklung in Richtung Erkrankung einen Impuls, wieder gesund zu werden.

Antonovsky erklärte die Theorie am Beispiel eines Flusses, in den ein Mensch gefallen ist. Die Schulmedizin versucht nun, den Menschen mit großem Aufwand aus den Fluten zu ziehen, während Antonovsky den Fluss als naturgegeben ansah:

„Meine....Annahme ist, dass der Fluss der Strom des Lebens ist. Niemand geht sicher am Ufer entlang. Darüber hinaus ist mir klar, dass ein Großteil des Flusses sowohl im wörtlichen, als auch im übertragenen Sinn verschmutzt ist. Es gibt Gabelungen im Fluss, die zu leichten Strömungen oder in gefährliche Stromschnellen und Strudel führen. Meine Arbeit ist der Auseinandersetzung mit folgender Frage gewidmet: Wie wird man, wo immer man sich im Fluss befindet....ein guter Schwimmer?"

Der wichtigste Aspekt ist also, wie kann ausreichend Kraft gewonnen werden, wie gelingt die Anpassung an Begebenheiten und wie kommen Körper und Seele in Einklang?

Im Gegensatz zu der Medizin, die den Kranken auf das „Magengeschwür in Zimmer 12" reduziert, ist in der ganzheitlichen Medizin der Blick auf den gesamten

Menschen mit seiner Vorgeschichte gefordert. Alle Bereiche des Lebens, wie Alter, Geschlecht, Herkunft, Beruf, Lebensumstände müssen einbezogen werden, um wirklich zu verstehen. Es geht um die Wiederherstellung der natürlichen Ordnung und nicht um die aus dem Zusammenhang genommenen Beschwerden und deren eventuellen Ursachen.

Der Mediziner und Soziologe *Reinhard Grossarth-Matiak* erforschte in einer groß angelegten Studie mit 38.000 Haushalten, warum einige Menschen relativ gesund ein hohes Alter erreichen und andere schon frühzeitig an Krebs, Demenz, Herzbeschwerden, Schlaganfällen oder Parkinson erkrankten. Die Studie brachte erstaunliche Ergebnisse. Einzelfaktoren wie gesunde Ernährung, Bewegung oder die „guten Gene" waren weniger wichtig als psychosoziale Gesichtspunkte und der Bezug zu Spiritualität und Religion. Der bedeutendste Faktor war allerdings die Fähigkeit zu „Autonomie" und „Selbstregulation".

„Autonomie" bedeutet nach Ansicht des *Psychoanalytikers Arno Gruen*, in Übereinstimmung mit seinen Bedürfnissen und Gefühlen zu sein. Daraus entwickelt sich die Fähigkeit, für sich selber gut zu sorgen. Die Bedeutung gesunder Lebensweise erhält einen hohen Stellenwert. Anstatt Alkohol, Nikotin und Fast-Food zu konsumieren, steht Ernährung, Bewegung, erholsamer Schlaf und der gesunde Wechsel von Anspannung/Entspannung im Vordergrund.

Zur Anregung von Autonomie und Selbstregulation entwickelt Grossarth-Matiak ein spezielles Training. Darin erfährt man, seine Ressourcen zu sehen und zu nutzen.

Durch die Förderung von Eigenaktivität bei Problemlösungen und neuen heilsamen Verhaltensweisen stellt sich automatisch ein größeres Wohlbefinden und Lust am Leben ein. Besonders bei schweren Erkrankungen soll die Selbstbestimmung die Überlebenschance deutlich erhöhen.

Ganzheitlich arbeitende Therapeuten begleiten die Patienten auf dem Lebensweg. Sie unterstützen sie bei Krankheiten und fördern sie, vital zu sein, die Erkrankung nicht zu ignorieren oder sie als Strafe oder Feind zu betrachten, sondern mit ihr zu leben und umzugehen.

Die Wissenschaftlerin Marianne Schupbach schrieb dazu:

„Krankheiten sind der Beginn einer mystischen Reise....In ihrem Verlauf enthüllt sich uns das Mysterium, es will erkannt und entschlüsselt werden. Es kann nicht primär darum gehen, Symptome aus dem Leben zu schaffen, auch wenn das natürlich zu wünschen ist. Es geht darum, ihr Potenzial zu erkennen und einen neuen, kreativen Lebensstil zu entwickeln....Die Art, wie wir uns durchs Leben bewegen, gleicht oft einer Zugfahrt, einem kollektiven Strom. Krankheiten fordern uns dagegen auf, „das Fahrrad zu nehmen", unsere eigene Art zu entdecken, von einem Ort zum anderen zu kommen. Und dabei zeigt sich oft, dass das Leben noch ganz andere Qualitäten und größere Reichtümer beinhalten als wir dachten."

Gerade von Menschen, die eine schwere Erkrankung durchmachen oder glücklich hinter sich gebracht haben, erfährt man immer wieder, dass sie erst durch die Krankheit das Glück kennengelernt haben, wirklich zu leben und nicht wie in gesunden Tagen atemlos durchs Leben zu rasen.

Einige Beispiele für Therapien des Salutogenese Prinzips:

- **Die Homöopathie.** Die Eigenheilkräfte werden durch das Ähnlichkeitsprinzip gestärkt. Diplompsychologe Thorwald Dethlefsen schrieb: *„Mit dem Simile-Prinzip hat Hahnemann ein Urprinzip gültig formuliert. Heilung kann durch Ähnlichkeit erfolgen – weshalb man jedes therapeutische System daran messen kann, ob es dem homöopathischen Prinzip gerecht wird oder nicht. Die Schulmedizin denkt allopathisch, sie versucht, durch das Gegenteil zu heilen. Das Gegenteilsprinzip widerspricht dem Weltgesetz. Widerstand erzeugt immer Widerstand, man kann damit Effekte erzielen, aber nicht heilen."*

- **Die „Biodynamische Craniosacrale Therapie".** Diese spezielle Art der Osteopathie bezieht sich auf Bereiche, die einen Zugang zu Ressourcen darstellen und Potenziale zur Heilung nutzbar machen. Andrew Taylor Still, Begründer der Osteopathie sagte dazu: *„Gesundheit zu finden, sollte das Ziel eines Arztes sein, Krankheit kann jeder finden."*

- **Applied Kinesiologie.** Dieser Muskeltest „befragt" quasi den Körper, was er benötigt, was ihm fehlt, um gesund zu werden. Das Video dazu: https://www.youtube.com/watch?v=9H9XmB2QYM0

- **Systemische Arbeit (auch systemische Familientherapie)** kann helfen bei Störungen zwischen Familienmitgliedern, meist auf sozialer Ebene.

Aaron Antonovsky, aber auch viele andere Wissenschaftler und Therapeuten lieferten einen unschätzbaren Beitrag zum besseren Verständnis von Gesundheit, Krankheit, Vorbeugung und Heilung. Doch trotz aller Bemühungen haben wir und alle Behandler nicht immer alles „im Griff". Es gibt auch noch das Schicksal und wahrscheinlich ist es sogar Glück, dass wir nicht alles wissen und verstehen können. Was wir aber immer tun können, ist nach Wohlbefinden und Gesundheit zu streben.

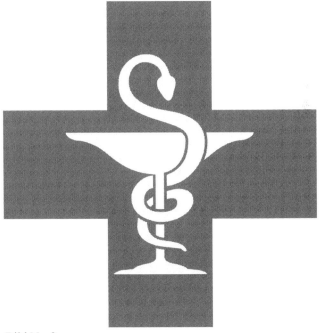

Bild Nr. 2

Die Warnsignale unseres Körpers

Der Körper kann mit verschiedenen Signalen auf Probleme aufmerksam machen. Er sagt damit, wie es um Wohlbefinden und Gesundheit bestellt ist. Warnsignale sind kein Grund zur Panik, sollten aber ernst genommen werden. Schenken Sie Ihrer inneren Stimme Gehör!

Oft sind Symptome wie Magenkneifen, Kopfschmerzen, Schlafstörungen, Rückenschmerzen oder Hautausschlag Anzeichen dafür, dass Körper, Geist und Seele sich nicht im Einklang befinden. Dauerstress, Überforderung, seelische Belastungen oder unzureichende Entspannungsphasen können die Urheber sein und das Wohlbefinden erheblich überschatten.

Andauernde zu große Belastungen können die Abwehrkräfte schwächen und häufige, immer wiederkehrende Atemwegserkrankungen verursachen. Auch die Haut als „Spiegel der Seele" weist oft auf Kummer, Sorgen und Stress hin. Hautunreinheiten, Ekzeme und Juckreiz können sich verstärken, wenn die Psyche leidet. Aber auch umgekehrt gilt, sichtbare ausgeprägte Hauterkrankungen können eine hohe psychische Belastung darstellen. In diesen Fällen ist eine ganzheitliche Behandlung oft hochwirksam, da nicht nur die Haut, sondern auch die Seele Hilfe braucht.

Einige, häufig auftretende Warnsignale:

- Eingerissene Mundwinkel: Ursachen können trockene Lippen und die Gewohnheit, sich ständig darüber zu lecken, sein. Dadurch trocknet die Haut erst recht aus und reißt ein. Infrage kommen aber auch Bakterien, Viren oder Pilze. Außerdem können Eisenmangel oder Vitamin B2-Mangel die Beschwerden hervorrufen.

Zugrunde liegen könnten den Symptomen Erkrankungen wie Schuppenflechte, Allergien oder Diabetes.

Tipp: Honig eignet sich als Hilfsmittel bei eingerissenen Mundwinkeln. Er glättet die Lippen und wirkt antibakteriell und entzündungshemmend.

- Zungenbelag: Im Normalzustand ist die Zunge blassrosa mit leichtem weißlichem Belag von ungefährlichen Keimen. Ein starker Belag kann jedoch auf akute Erkrankung hindeuten. Je nach Farbe des Belags können folgende Störungen vorliegen:

    o Weiß: Magen-Darmprobleme, Mundsoor, Erkältung

    o Gelb: Leber/Galle-Erkrankung, Pilzinfektion

    o Himbeerzunge: Herz- oder Lebererkrankung, Magen-Darmerkrankung, Infektionen, Vitamin B12-Mangel (mit Zungenbrennen)

    o Bräunlich: Nieren- und/oder Darmprobleme

- Grau: Blutarmut, Eisenmangel
- Schwarz: gestörte Mundflora, oft durch Antibiotika-Einnahme.

Auch eine geschwollene oder trockene Zunge kann auf unterschiedliche Krankheiten hindeuten.

- Geschwollene Augenlider und dunkle Ringe: Nicht immer sind sie ein Zeichen für durchfeierte Nächte. Dunkle Ringe können ein Zeichen für Nährstoffmangel (Zink und Eisen) oder für Sauerstoffmangel im Blut sein. Außerdem können sie ein Hinweis für Stoffwechsel-, Nieren- und Lebererkrankungen sein. Geschwollene Augenlider, insbesondere der unteren Lider, gelten als Warnhinweis für Allergien, erhöhten Blutdruck, eventuell den Beginn einer Gürtelrose, für Nierenerkrankungen oder Herzschwäche.

- Blässe. Eine plötzliche Änderung der jedem Menschen eigenen Hautfarbe kann ein Zeichen für körperliches Unwohlsein sein. Ist die Blässe vorübergehend, können Infekte, Kreislaufprobleme oder auch Unterzuckerung die Ursache sein. Hält die Blässe längere Zeit an, womöglich mit blassen Schleimhäuten, gilt dies als ernstzunehmendes Warnsignal. Die möglichen Ursachen sind:

  - Nierenschwäche, Anämie (Blutarmut) infolge von Eisen-, Folsäure- oder Vitamin B12-Mangel
  - Hypotonie (niedriger Blutdruck)

- Hypothyreose (Schilddrüsenunterfunktion)
- Blutungen, z.B. durch Magengeschwüre
- „Raucherhaut", d.h. Sauerstoffmangel.

• Gelbe Haut und Augen. Hierbei besteht der Verdacht auf Gelbsucht.

- Leberentzündung, Leberzirrhose oder Hepatitis B
- Gallenprobleme, z.b. durch Gallensteine oder einen Gallenstau
- Infolge einer Vergiftung.

• Dünnes Haar, Haarausfall können erblich bedingt sein, aber auch als Anzeichen von Dauerstress auftreten. Weitere Gründe könnten sein:

- Wechseljahre, Schwangerschaft, also Hormonumstellungen
- Schilddrüsenunterfunktion
- Mangelerscheinungen (Eisen, Zink, Kupfer, Biotin oder Eiweiß)
- Stoffwechselerkrankungen
- Infektionen
- Vergiftungen

- Medikamenten-Nebenwirkungen
  - Autoimmunreaktionen (kreisrunder Haarausfall).

- Fingernägel. Die Verfärbung von Fingernägeln kann einige Ursachen haben. Weiße Flecken können harmlose Verletzungen durch z.B. Maniküre sein. Dagegen sind weiße Streifen eventuell Folge einer fiebrigen Erkrankung oder auch einer Vergiftung. Betrifft die Verfärbung den kompletten Nagel, kommen auch andere Gründe in Betracht:

  - Kontakt mit Putzmitteln, Nagellack oder anderen Chemikalien
  - Vitaminmangelerscheinungen

  - Vergiftungen, auch Medikamenten-Nebenwirkungen

  - Erkrankung von Haut, Nieren, des Herzens oder des Stoffwechsels

Die Farbe der Verfärbung lässt Rückschlüsse auf die Ursache zu:

  - Schwarz: Bluterguss, meist durch Quetschung

  - Blauschwarz oder bräunlich: harmlose Muttermale, u.U. Hautkrebs

- o Gelblich: Leberprobleme oder Gelbsucht
- o Grün: Bakterien- oder Pilzbefall.
- o Milchglasnägel (weißlich, trüb): Darmentzündungen, Leberzirrhose.

- Die Form der Nägel. Feine Längsrillen sind in der Regel kein Grund zur Besorgnis. Sie können auf Flüssigkeitsmangel hinweisen oder ganz einfach eine Alterserscheinung sein.

- Dicke, vereinzelte Längsrillen können sich bei Nageltumoren einstellen.

- Querrillen sind oft die Folge eines schweren Infekts.

- Uhrglasnägel. Die Wölbung der Fingernägel nach oben kann auf eine Blutarmut, aber auch auf Leber- und Lungenerkrankung hinweisen.

- Löffelnägel. Als Hinweis auf Magen-Darmerkrankungen gelten nach innen verformte Nägel.

- Abblätternde, brüchige Nägel verweisen meist auf einen Calcium/Magnesium-Mangel, ebenso können sie auf fehlende Spurenelemente hinweisen.

Was können wir selber tun, um möglichst lange gesund zu bleiben

Es wünscht sich wohl jeder, bis ins hohe Alter fit zu bleiben. Gerade dann ist meist Zeit genug, noch vieles zu unternehmen. Das Haus ist abbezahlt, die Kinder groß und mit etwas Glück reicht die Rente. Ein bewusster Lebensstil kann erheblich dazu beitragen, sich Wünsche auch zu erfüllen. Wichtige Faktoren dafür sind gesunde Ernährung, ausreichend Bewegung an frischer Luft, Schlaf, Anspannung-Entspannung, viel Wasser trinken, eine positive Lebens-einstellung und der Verzicht auf Tabak und Alkohol.

Im Folgenden 10 Tipps, sich Lebensqualität und Gesundheit lange zu erhalten:

1.) Ernährung, kaum etwas hat mehr Auswirkungen auf die Gesundheit:

- Fünfmal täglich Obst und Gemüse, alle Sorten und Farben, gern auch roh
- Milchprodukte wie Käse, Joghurt, Quark am besten täglich
- Fisch bis zu zweimal je Woche
- Gute, pflanzliche Öle
- Kohlenhydrate, darunter viele Hülsenfrüchte
- Getreideprodukte, besser Vollkorn- als Auszugsmehl
- Wenig Fleisch, Fett und Fertigprodukte
- Zucker und Salz sparsam verwenden
- Zum Erhalt der Nährstoffe die Lebensmittel nur kurz in wenig Wasser oder Fett garen

Das alles unterstützt die Lebensfunktionen und stärkt das Immunsystem

2.) Viel trinken. Wassermangel schadet dem Körper viel mehr als man glaubt. Wasser ist sowohl ein wichtiger Bestandteil von Zellen als auch Hauptbestandteil des Bluts. Trinkt man zu wenig, verdickt das Blut, es kann nicht gut fließen und der gesamte Organismus wird unzureichend versorgt. Empfohlen werden mindestens zwei bis drei Liter Wasser, Kräutertee oder Fruchtschorle täglich. Genau genommen ist es allerdings so: stellt sich Durstgefühl ein, ist es schon sehr spät. Man sollte schon trinken, bevor ein Durstgefühl entsteht!

3.) Bewegung. Es ist nie zu spät, damit anzufangen. Leichter Ausdauersport bringt den Körper auf Touren und in Form. Sport hilft dabei, die Abwehrkräfte zu stärken, Stress abzubauen und beugt vielen Erkrankungen wie Diabetes, Osteoporose, Herz-Kreislaufproblemen und Übergewicht vor. Selbst die Konzentrationsfähigkeit und die Gehirnleistung werden günstig beeinflusst.

4.) Viel Luft und Licht. Sauerstoff macht munter und stabilisiert die Abwehrkräfte. Es ist wichtig, jeden Tag, auch im Winter und bei schlechtem Wetter, nach draußen zu gehen. Auch bei trübem Wetter ist es noch heller als im Haus. Tageslicht verbessert die Stimmung und der Botenstoff Serotonin wird ausgeschüttet, was wichtig für guten Schlaf ist, denn Serotonin wird bei Einbruch der Dunkelheit in Melatonin verwandelt. Viel Serotonin – viel Melatonin, die Garanten für erholsamen Schlaf.

Zudem ist Licht unerlässlich für die Herstellung von Vitamin D, nur so entstehen starke Knochen.

5.) Entspannung und Spannung. Ist die Balance in diesem Bereich gestört, kann es zu ernsten körperlichen und seelischen Störungen kommen. Stress und Hektik schwächen die Abwehrkräfte, führen oft zu Schlaf- und Konzentrationsstörungen. Spätestens wenn sich diese Symptome einstellen, sollte innegehalten werden. Entspannungstechniken wie Yoga, autogenes Training oder „progressive Muskel-entspannung nach Jacobsen" können hilfreich sein, Gelassenheit und Ausgeglichenheit wiederherzustellen.

6.) Ausreichender Schlaf ist sicher eines der wichtigsten Grundbedürfnisse jedes Menschen. Auf Schlaf darf nicht verzichtet werden, er ist Lebensgrundlage und Voraussetzung für Gesundheit, Wohlbefinden und Entwicklung. Im Schlaf wird der Stoffwechsel heruntergefahren, jedoch leisten die Reparaturfunktionen Schwerstarbeit. Das Gehirn, das Nervensystem, das Immunsystem, die Verdauung und das Herz-Kreislaufsystem brauchen Schlaf zur Regeneration. Studien haben gezeigt, dass Menschen, die über einen längeren Zeitraum zu wenig schlafen, ein erhöhtes Herzinfarkt-Risiko haben.

7.) Regelmäßiges Gehirn-Training. Auch für die grauen Zellen gilt: „Sich regen bringt Segen." Genau wie die Muskeln, will auch das Gehirn trainiert werden. Ohne Beschäftigung bauen die Zellen ab. Sie benötigen tägliches Training, um fit zu bleiben.

8.) Gute Beziehungen. Ob es einem gefällt oder nicht, man ist eingebunden in verschiedenste Beziehungen. Beziehungen, die nicht guttun, können die körperliche und psychische Gesundheit gefährden. Ein wichtiger Aspekt für die Lebensqualität sind gesunde, erfüllende zwischenmenschliche Beziehungen. Dazu gehört auch eine ausgeglichene Beziehung zum Selbst und zum Leben.

9.) Das Leben bejahen. Durch eine positive Lebenseinstellung wird der Mensch stressresistenter, gelassener, kann auch über die eigenen „Macken" lachen und verfügt im Allgemeinen über bessere Bewältigungsstrategien. Offenheit im Austausch mit anderen Menschen hilft, sich ständig wiederkehrende Muster zu durchbrechen und gibt dem Körper, insbesondere aber dem Gehirn, die Chance, rege und flexibel zu bleiben.

Ansprüche reduzieren. Es muss nicht alles perfekt sein. Nicht die Person, nicht die Wohnung oder das Festessen. Mit diesem Anspruch erzeugt man nur permanent Druck. Das macht schlechte Laune und u.U. sogar krank. Lachen Sie sich lieber gesund. Humor bewirkt Entspannung und Lachen vermindert die Ausschüttung von Stresshormonen.

Diese wenigen, relativ leicht umzusetzenden Vorschläge sind schon mal die Eckpfeiler für eine gute Gesundheit und viel Lebensqualität, hoffentlich bis ins hohe Alter.

Haben Sie Lust auf Alchemie?

Ein verstaubter Hokuspokus aus dem Mittelalter, denken Sie? Aus Stroh Gold spinnen und den „Stein der Weisen" entdecken? Weit gefehlt, diese Jahrtausende alte Universalwissenschaft mit ihren verborgenen Reichtümern könnte uns „Heutigen" den Kragen retten, wenn man sie denn ließe. Die Alchemie beherbergt das Wissen um die Materie und deren Wandlung. Sie erklärt und lehrt die Entstehung aller Dinge: was es ist, wie es sich wandelt und auch verwandeln lässt. Diese Wissenschaft hat umfassende und praktische Kenntnisse über die Natur und die Heilkraft von Pflanzen, Mineralien und Metallen hervorgebracht. Sie besitzt das Potenzial für stärkende Heilmittel und kann nachweislich Erkrankungen heilen, denen die Schulmedizin nicht gewachsen ist. Als Beispiel sei hier die Medizin des *Paracelsus* genannt, die aber nur einen kleinen Ausschnitt des Heilsystems und des Weltbildes der Alchemie darstellt.

Weiterhin sind mit der Alchemie etliche historische Persönlichkeiten verbunden, wie:

- Isaac Newton – Vater der modernen Physik
- Antoine L. de Lavoisier – Vater der modernen Chemie
- Michael Maier, paracelsisch wirkender Arzt, Leibarzt Kaiser Rudolph II. (1568-1622)
- Robert Boyle (1626-1691), Naturforscher, Mitbegründer der modernen Natur-wissenschaften
- Martin Ruland (1532-1602), Arzt, lehrte Physik und Arzneimittelkunde, auch sein Sohn Martin wurde Alchemist und Arzt.

Waren diese Herren nun alle goldmachende mystische Spinner? Sicher nicht, gerade Newton und Lavoisier leiteten ihre kompletten Arbeiten von eben dieser Wissenschaft ab. Die Lehren aus der Alchemie werden von ihnen als legendär bestätigt. Die heutige moderne Schul-wissenschaft möchte uns die Alchemie als unbewiesene Angelegenheit verkaufen, sei es aus Unkenntnis oder wirtschaftlichen Interessen. Das Gegenteil beweisen aber umfangreiche akademische Forschungen. Die einzige akademische Forschungsstätte Europas ist in Amsterdam beheimatet, den Lehrstuhl für „hermetische Philosophie" hat der Religionswissenschaftler und Kulturhistoriker Wouter J. Hanegraaff inne.

https://www.amsterdamhermetica.nl/

Durch eine unersetzliche Sammlung von Schriften, der „Bibliotheka Philosophica Hermetika", können die Forschungen erst möglich gemacht werden.

https://de.wikipedia.org/wiki/Bibliotheca_Philosophica_H ermetica

In der Alchemie ist geistig-spirituelles und praktisch-körperliches nicht zu trennen. Sowenig wie Körper, Geist und Seele getrennt betrachtet werden sollten. In der Natur fasst ein Rädchen ins andere oder der Schlüssel passt ins Schlüsselloch. Einzelteile können nicht oder nur fehlerhaft funktionieren. Es herrscht kein anderes Prinzip in der Natur. Der Alchemie liegen völlig andere Denk- und Arbeitsweisen zugrunde als den modernen wissenschaftlichen Bereichen Physik, Chemie, Biologie, Botanik u. ä. Sie sind aber nicht weniger exakt und konsequent, nur von einer anderen Herangehensweise. Bei Interesse an dieser einzigartigen Wissenschaft gibt es hier ausführliche Infos zwecks Aus- oder Weiterbildung:

https://www.natur-wissen.com/alchemie/leb-a-ausbildung/leb-a-ausbildung.html

Eine Liste verschiedener Dozenten aus den Bereichen ganzheitliche Heilung, Homöopathie, Osteopathie, Lichtheilung, Aufstellungsarbeit u.v.m. finden Sie hier:

https://www.natur-wissen.com/dozenten/dozenten-uebersicht/

In einem späteren Kapitel dieses Buches wird es noch deutlich, wie hilfreich diese Wissenschaft im Umgang mit Pflanzen sein kann.

Situationen, über die es sich lohnt nachzudenken, um die Gesundheit aufrecht zu erhalten!

1.) „Fear of missing out" (FOMO). - Wenn die Angst, ständig Wichtiges zu versäumen, das Leben diktiert! Viele kennen sicher das Gefühl, für die eigentlich wichtigen Momente im Leben nicht die angemessene Zeit aufbringen zu können. Man vernachlässigt oft Familie und Freunde, Interessen und Hobbies, seine Wünsche und Hoffnungen und letztlich sich selbst. Eigentlich leben wir in einer verkehrten Welt: durch technische Errungenschaften soll alles einfacher werden, wir sollten mehr Zeit für uns haben, doch die Eigendynamik des Fortschritts hat uns im Klammergriff. Wir können zu beinahe jeder Zeit mit jedermann weltweit in Kontakt treten, sind auch selber ständig erreichbar. Entfernungen werden in Sekundenschnelle überbrückt, Unterhaltung, Informationen, Shoppen u.v.m. findet rund um die Uhr statt. Alles soll schneller, effizienter, spektakulärer werden. Weiter, schneller, höher kennt keine Grenzen mehr. Das gilt für den Beruf, die Freizeit und auch für Beziehungen. Das menschliche Bedürfnis nach Ruhe, zwischenmenschlichen Beziehungen, persönlicher Entwicklung, echtem Austausch, Gemeinsamkeit und Geselligkeit wird in weiten Teilen ignoriert. Beständigkeit ist nicht mehr gefragt, Wechsel vollziehen sich rasant und wir sind darauf bedacht, allem nachzuhecheln, aus Angst, etwas zu verpassen und abgehängt zu werden.

Auf Dauer hat das Folgen für uns, unsere Mitmenschen und die Umwelt. Ausbeutung betrifft nicht nur Wasser, Wälder, Äcker, sondern auch unsere psychischen und physischen Ressourcen. Auch sie sind nur endlich. Wer sich nicht die Zeit nimmt, durchzuatmen, Kraft zu tanken und die Akkus wieder auflädt, wird die Folgen zu spüren bekommen. Dauerhafte Anspannung, zu viel Gas geben, zu wenig und zu oberflächlicher Schlaf führen unweigerlich irgendwann zu Beschwerden. Burnout, Depressionen, Herz-Kreislauf-Erkrankungen, stressbedingte Magen-Darm-Probleme, Kopfschmerzen u.a. sind vorprogrammiert.

Aus dem Hamsterrad auszusteigen ist in unserer Gesellschaft kurzfristig kaum zu schaffen, aber wir können die Natur helfen lassen, uns wieder zu erden und zu entschleunigen. Entstressende, beruhigende Pflanzen wirken auf alle Körpersysteme und können so hilfreich sein, die Wende zu mehr Ruhe und Entspannung einzuleiten. „*Rhodiola rosea*" ist ein Stresskiller sowie ein natürliches Antidepressivum. Zu allen Zeiten war die Natur der klügste Ratgeber und ein sicheres Erfolgsmodell.

„Die Natur beeilt sich nicht, dennoch wird alles erreicht" (Laotse)

Umfangreiche Literatur und sehr gute Produkte gibt es hier:

https://robert-franz-naturprodukte.de/

Tipp: „Codex Humanus – Das Buch der Menschlichkeit" – Band I + II – Alternative Heilkunde

2.) **Krank zur Arbeit.** Der Trend geht seit einiger Zeit dahin, dass Unternehmen Beschäftigte belohnen, wenn sie sich wegen Krankheit nicht abmelden. Doch nur weil man an seinem Posten erscheint, ist man nicht immer gesund. Die Belohnungen reichen von Gutscheinen, Städtereisen bis zu höherem Stundenlohn. Belohnt wird die Anwesenheit, egal ob fit oder verschnupft mit Fieber oder Schlimmerem. Das ist zum einen gefährlich und zum anderen ökonomisch unklug. Eine einzelne Person kann viele andere anstecken, das dürfte klar sein, aber Kranksein ist etwas für Schwache, da greift man lieber zu allerlei Medikamenten, um auch stark angeschlagen noch Leistung zu bringen.

Dieser „Präsentismus" könnte weiter um sich greifen, je mehr Unternehmen Bonusprogramme einführen. So vergütet z.B. Daimler Benz „Gesundheit" mit ca. 200 Euro im Jahr. Amazon berücksichtigt die Fehlzeiten der Mitarbeiter bei ihrer Boni-Berechnung.

Vermehrt greifen inzwischen auch kleinere Betriebe auf solche Methoden zurück. Im Internet stehen Vorlagen zum kostenlosen Download zur Verfügung, wie die Anwesenheitsprämie am besten eingeführt werden kann. Auf Websites von Anwälten gibt es Tipps, was in der Hinsicht bei Arbeitsverträgen zu beachten ist.

Scheinbar ist es nicht bekannt oder gleichgültig, wie hoch der wirtschaftliche Schaden ist. Etwa 10% des Bruttoinlandprodukts gehen verloren durch Mitarbeiter, die zu krank sind, um zu arbeiten.

(*Fachzeitschrift ASU-Zeitschrift für medizinische Prävention – 2016*).

Nicht nur die Ansteckungsgefahr spielt hier eine Rolle, sondern auch die geringe Leistungs-fähigkeit. Wie vor allem die nachfolgenden, schweren Erkrankungen, wenn nicht auskuriert wird.

Auch wenn man für ein starkes Immunsystem einiges tun kann, kann man Gesundheit und Krankheit nicht immer beeinflussen. Reine Anwesenheit zu belohnen ist wenig sinnvoll, es fördert eine kranke Gesellschaft mit kranken Ansprüchen.

Wer schon einmal einen schweren Infekt mit größeren Mengen Grippemitteln bekämpft hat, weiß, wohin das führen kann: kurzfristig vielleicht erfolgreich, auf lange Sicht dumm und gefährlich.

Wer krank ist, gehört nicht in den Betrieb, sondern ins Bett mit heißem Tee und den guten alten Hausmitteln!

3.) Der rapide Anstieg bei den Verordnungen von Antidepressiva.

Immer mehr Menschen leiden unter Depressionen, die meisten erhalten Antidepressiva oder Psychotherapien. Bekommen Betroffene beides verordnet, gelten sie als umfassend versorgt, trotzdem fühlen sie sich oft nicht besser. Von der Schulmedizin wird nicht nach den Urhebern gesucht, obwohl das Auffinden in vielen Fällen gar nicht so schwierig wäre. Könnten die eingangs erwähnten beiden Punkte schon welche unter vielen sein?

Außerdem kommen infrage:

1. Autoimmunerkrankungen, Rheuma, Darmentzündungen

2. Blutarmut

3. Tumore

4. Viruserkrankungen

5. Hormonstörungen

6. Belastungen/Vergiftungen durch z.B.: Quecksilber, Cadmium

7. Vitalstoffmängel, wie Vitamin D, der gesamte Vitamin B-Komplex, Omega 3-Fettsäuren, Magnesium u.a.

8. Nahrungsmittelunverträglichkeiten/Allergien

9. Stoffwechselerkrankungen, wie Kryptopyrrolurie (KPU)

10. Parasitenbefall

11. Kupferüberschuss bei gleichzeitigem Zinkmangel

Diese Liste ist garantiert noch nicht vollständig, gibt aber schon einen Überblick. Es dürfte einleuchten, dass einem Patienten mit z.B. Blutarmut und chronischer Darmentzündung weder Psychotherapie noch ein Medikament weiter helfen.

Die Schulmedizin befindet sich auf dem falschen Weg. Die Frage ist: beabsichtigt oder nicht? Zu vermuten ist, dass sie sich den Ast, auf dem sie sitzt, ungern absägen möchte.

Glücklicherweise sitzen wir „Normalos" nicht mit auf diesem Baum. Wir können uns wehren, indem wir uns informieren und den Schritt zurück zur Natur wagen!

Cannabis,

die Antwort der Natur auf viele Krankheiten und Beschwerden

Im März 2017 trat in der BRD das sogenannte „Cannabis-Gesetz" in Kraft. Dieser Ratgeber informiert Sie über alle Fragen und Möglichkeiten rund um den medizinischen Hanf.

Auch zwei Jahre, nachdem das Gesetz im Bundesgesetzblatt veröffentlicht wurde (9.3.2017), gibt es noch Wissenslücken und bürokratische Hürden, die die Umsetzung für Pateinten und Ärzte erschweren.

Nach Schätzungen gibt es ca. 40.000 Cannabisanwender in Deutschland. Statistiken belegen, dass ein Großteil der Patienten ihr Präparat privat bezahlt und nicht über die Krankenkassen abrechnet.

Das Cannabisgesetz besagt, dass Krankenkassen Cannabis-Therapien zu zahlen haben, abgelehnt werden darf nur in Ausnahmefällen. In der Realität wurden nur 64% der Anträge bewilligt.

Dr. Kirsten Kappert-Gonther, Grünen-Politikerin im Bundestag:

„Das Gesetz muss deutlich nachgebessert werden. Die Krankenkassen lehnen noch immer ein Drittel aller Anträge ab, dabei sollte es nur in Ausnahmefällen so sein. (...) Der Geburtsfehler des Gesetzes war der Genehmigungsvorbehalt der Krankenkassen. Wer

Cannabis ärztlich verordnet bekommt, soll auch die Kostenerstattung erhalten."

In Deutschland sind Cannabis-Produkte frei verkäuflich, solange der THC-Gehalt unter 0,2% liegt.

Tetrahydrocannabinol (THC) ist ebenso wie Cannabidiol (CBD) sowie andere Cannabinoide und Wirkstoffe in der Cannabis-Pflanze enthalten. Im Gegensatz zu THC hat CBD keine berauschende oder süchtigmachende Wirkung. Ein bekanntes Produkt mit breitem Wirkspektrum ist das CBD-Öl.

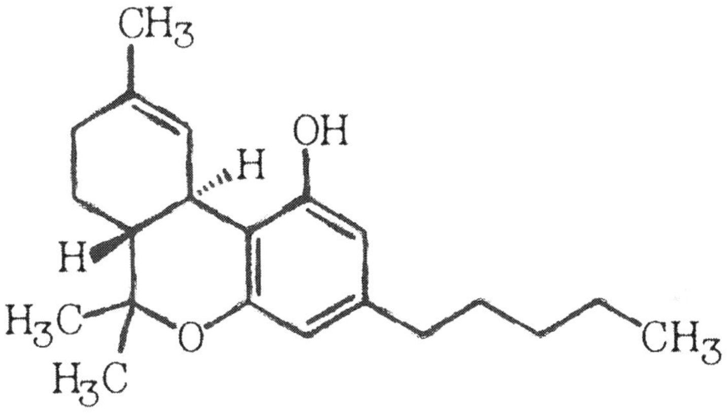

Bild Nr. 3

Das Endocannabinoid-System (ECS)

Das ECS wurde 1990 entdeckt im Zuge der Forschungsarbeiten zur Cannabispflanze, daher auch der Name. Seither gibt es einige Studien, die Einfluss und Zusammenhang des Systems, seine Komplexität und Hintergründe im menschlichen Körper beschreiben.

Alle Säugetiere verfügen über das Endocannabinoid-System. Es ist an vielen Prozessen im Organismus beteiligt, einschließlich der psychologischen und physiologischen Veränderungen, die unabdingbar sind für die innerliche wie die äußerliche Anpassung an die Umgebung.

Das ECS hat die Eigenschaft, heilende und schützende Reaktionen auf Verletzungen und Entzündungen zu produzieren. Es ist beteiligt an Abwehrmechanismen gegen verschiedene Krebsarten, gegen Nervenschäden, neurologische Erkrankungen und vermutlich an Regulationen, die den Alterungsprozess beeinflussen.

Beim ECS handelt es sich um ein Schlüsselloch-Schlüssel-System, bei passender Aktivierung ist es in der Lage, Krebserkrankungen und wahrscheinlich auch die Alzheimer-Erkrankung zu unterdrücken. Das Verstehen des ECS ist wichtige Voraussetzung, um spezielle Krankheiten, besonders auch chronische Erkrankungen zu behandeln. Diese Erkenntnisse erzeugten bei Patienten und Wissenschaftlern große Hoffnungen. Das ECS schützt, stärkt und reguliert das Immun- und Nervensystem, es stößt die Produktion von Nervenzellen an, schützt sie und fördert die Merkfähigkeit, es wirkt beruhigend auf Entzündungen und ermöglicht die Schmerzkontrolle.

Ohne ECS gäbe es nicht die Fähigkeit, Erfahrungen zu sammeln und neue Perspektiven zu sehen. Es gibt Hinweise, dass das ECS an der Wahrnehmung, unserer „inneren Landkarte" und wie wir über uns und andere denken, beteiligt ist. Negative Empfindungen wie „Schuld" können die Abwehrfähigkeit gegen Krankheiten herabsetzen.

Viele Cannabisnutzer berichten über eine positivere Einstellung bei Erkrankungen, was den Krankheitsverlauf günstig beeinflussen kann. Zudem werden Offenheit, Toleranz, Humor und Kreativität gefördert, Grundvoraussetzungen für ein besseres Miteinander und Lebensgefühl.

Die Cannabinoid-Rezeptoren

Davon gibt es im menschlichen Körper eine große Menge. Es gibt drei Möglichkeiten, sie zu aktivieren:

- Ausschüttung körpereigener Cannabinoide

- Zufuhr pflanzlicher Cannabinoide aus der Hanfpflanze

- Erzeugte Cannabinoide, z.B. Dronabinol.

Die CB1 und CB2-Rezeptoren sind die bekanntesten und am häufigsten vorkommenden Cannabinoid-Rezeptoren. Forscher vermuten, dass es noch drei weitere gibt, deren Position und Funktion noch eingehender erforscht werden muss. Rezeptoren findet man im ganzen Körper, wie den Hippocampus (Lernen, Gedächtnis), der Hirnrinde (emotionales Verhalten, Entscheidungsfindung), im Kleinhirn (motorische Kontrolle und Koordination), im Putamen (Lernen, Bewegung), dem Hypothalamus (Körpertemperatur, Appetit) und der Amygdala (Emotion).

Bindet sich ein gewisses Cannabinoid oder eine Kombination von mehreren an einen spezialisierten Rezeptor, werden in der Zelle Ereignisse ausgelöst. Dies bewirkt eine Veränderung der Aktivität der Genregulation und/oder es werden Signale an Nachbarzellen gesendet. Diesen Vorgang bezeichnet man als „Signaltransduktion".

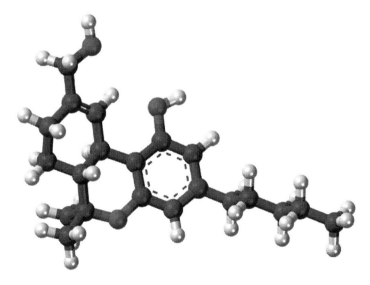

Bild Nr. 4

Endocannabinoid-Mangel (CEDC)

Der CEDC ist eine Störung, die Krankheiten vorausgeht und schließlich in Erkrankungen wie Migräne, Reizdarm-Syndrom, Fibromyalgie u.v.m. münden kann. Auch hier fehlen noch weiterführende Studien. Gut erforscht sind dagegen Cannabinoide wie CBD, THC, CBW und CBC. Mehr als 100 weitere konnten bislang identifiziert werden, allerdings kennt man bei vielen die therapeutische Wirkung noch nicht. Festgestellt werden konnten synergetische Effekte unter Cannabinoiden und ihren Terpenen. Das lässt darauf schließen, dass Einzelextrakte nicht die gleiche Wirkung haben wie Präparate aus der gesamten Cannabispflanze.

„Die Pflanze ist am besten in ihrer gesamten Form, so wie die Natur sie gemacht hat".

Wie bei den Behandlungsversuchen von Kindern mit Epilepsie beobachtet werden konnte, reichte es nicht aus, nur CBD zu verabreichen, um sie vor Krämpfen zu schützen. Erst in Kombination mit THC verbesserte sich das Krankheitsbild.

Es kann festgehalten werden, dass die Beschränkung und rechtliche Benachteiligung einzelner Cannabinoide und deren Komponenten keinen Sinn machen und zu Benachteiligungen von Patienten führen.

Die Möglichkeiten zur Stärkung des Endocannabinoid-Systems

1.) Vermeiden Sie Stimuli. Schlechte Ernährung, Stress und Entzündungen verbrauchen Endocannabinoid-Ressourcen. Eine pflanzenbasierte Ernährung in Bio-Qualität mit gesunden Fetten wie Olivenöl u.ä. ist oft hilfreich. Stress sollte unbedingt vermieden werden.

2.) Probiotika sind in der Lage, CB2-Rezzeptoren im Darm zu erhöhen. Über diese Zellen können sie Einfluss auf Schmerzzustände haben.

3.) Olivenöl bewirkt ebenfalls eine Erhöhung der Darm-CB2-Rezeptoren. Es hat entzündungshemmende Effekte und hilft, Darmkrebserkrankungen zu bekämpfen.

Die körpereigenen Cannabinoide zeigten in Versuchen gleiche oder ähnliche Ergebnisse wie die Cannabinoide der Cannabispflanze. Hierzu zählen die Schmerzreduzierung und die Aktivierung und Verbesserung der Motorik. Das Endocannabinoid Anandamid wirkt am CB1- und CB2-Rezeptor und erzeugt THC-gleiche Effekte.

Ein anderes Endocannabinoid, das sogenannte 2-AG, bindet sich gleichfalls an CB1 und CB2. Da die Endocannabinoid-Signalübertragungen an jedem physiologischen Vorgang beteiligt sind, verwundert es wenig, dass die Cannabinoid-Einnahme bei unterschiedlichen Symptomen und Krankheiten hilft.

Die Meinung vieler Wissenschaftler ist, dass die Endocannabinoid-Aktivität an allen den Menschen betreffenden Erkrankungen beteiligt ist.

Das ECS wird mit folgenden Prozessen in Verbindung gebracht:

- Schutz von Nerven und Hirngewebe
- Schutz vor Krebserkrankungen
- Schmerzempfindung
- Entzündung
- Stressabbau
- Appetit-Regulation
- Muskeltonus, Bewegung
- Verarbeiten von Traumata
- Knochenwachstum
- Regulation von Krampfanfällen und anderen Prozessen.

Die Cannabinoide der Hanfpflanze

Der Grund, warum wir bei der Cannabispflanze von einer medizinischen Pflanze reden, sind die enthaltenen Cannabinoide. Es ist eine Klasse chemischer Verbindungen, die im Körper von Mensch und Tier Einfluss auf die Cannabinoid-Rezeptoren nehmen. Sie verändern im Gehirn Botenstoffe, die dadurch freigesetzt werden.

Die folgende Übersicht beinhaltet die sechs bekanntesten und wichtigsten der mindestens 113 Cannabinoide, die bereits isoliert werden konnten. Insgesamt enthält die Hanfpflanze etwa 480 verschiedene Inhaltsstoffe.

1. **Tetrahydrocannabinol (THC).** Der meist untersuchte Cannabinoid, er unterliegt wegen seiner berauschenden Wirkung dem Betäubungsmittelgesetz.

Nichtsdestotrotz seien hier seine angeblichen Eigenschaften in der Medizin angeführt:

- wirkt stark auf die Psyche
- reduziert Schmerzen
- fördert die Entspannung
- mildert Übelkeit
- lindert neurologische Schmerzen
- wirkt appetitanregend
- hilft bei Krämpfen der Muskulatur
- reduziert Nervenschädigungen
- verringert die Mende der freien Radikale
- unterstützt das Nervenzellenwachstum
- schwächt einige Krebs-Formen ab

- mildert Glaukom (Grüner Star).

2. Cannabidiol (CBD). Der zweitbekannteste Cannabinoid wirkt nicht berauschend und ist legal in Deutschland zu bekommen.

   Ihm werden folgende Eigenschaften nachgesagt:

   - hemmt und reduziert Entzündungen
   - mildert Epilepsie
   - schwächt Schmerzen ab
   - schützt die Nerven
   - hilft bei Übelkeit
   - senkt zu hohe Blutzuckerwerte
   - lockert Muskeln bei Krämpfen
   - regt den Aufbau der Knochen an
   - wirkt unterstützend in der Krebstherapie.

3. Cannabichromen (CBC). Er kommt am dritthäufigsten in der Hanfpflanze vor, hat keine berauschende Wirkung.

   Seine Wirkungen sollen sein:

- regt den Appetit an

- wirkt antibakteriell

- schwächt Schmerzen ab

- reduziert Entzündungen

- wirkt anti-asthmatisch

- entkrampft Muskeln
- reduziert freie Radikale
- wirkt beruhigend.

4. Cannabinol (CBN). Erst nach der Trocknung und Lagerung ist sein Anteil recht hoch. CBN hat berauschende Wirkung, er ist ein Produkt der Oxidation von THC.

Er soll diese Eigenschaften haben:

- wirkt appetitanregend
- wirkt antibakteriell
- schwächt Schmerzen ab
- reduziert Entzündungen
- wirkt anti-asthmatisch
- entkrampft Muskeln
- reduziert freie Radikale
- wirkt beruhigend.

5. Cannabigerol (CBG). Es unterliegt nicht dem Betäubungsmittelgesetz, da es nicht psychoaktiv wirkt. Es wird überwiegend in jungen Hanfpflanzen gefunden.

Aus der Wissenschaft hört man, dass CBG medizinische Eigenschaften hat:

- wirkt antibakteriell
- ist leicht antifungal
- lindert Schmerzen
- wirkt leicht antidepressiv
- hat antitumorale Eigenschaften
- kann u.U. bei der Psoriasis-Behandlung helfen.

6. Tetrahydrocannabivarin (THCV). Hat eine nur geringe psychoaktive Wirkung.

Die jüngste Forschung besagt, THCV:

- löst Krämpfe
- schützt Nerven
- hemmt den Appetit
- regt den Stoffwechsel an
- reduziert Fett
- hilft bei Übergewicht
- hilft möglicherweise bei Diabetes.

Liste der Krankheiten

Diese Liste beinhaltet Krankheiten, bei denen Cannabis zur Behandlung der Nebenwirkungen eingesetzt werden kann. Die Liste erhebt nicht den Anspruch auf Vollständigkeit.

A

- ADHS – auch Zappelphilipp-Syndrom genannt, ist eine Aufmerksamkeitsdefizit-Hyperaktivitätsstörung
- ADS – Aufmerksamkeitsdefizit-Syndrom
- Allergische Diathese – Überreaktion des Immunsystems
- Angststörung – Panikstörung mit wiederkehrenden Angstanfällen
- Appetitlosigkeit – kurzfristig harmlos, über längere Zeit und mit Gewichtsverlust verbunden, ein Alarmzeichen. Kann auch stressbedingt sein!
- Armplexusparese – Lähmung der Schulter-, Oberarm-, Unterarm oder/und Handmuskulatur
- Arthrose – degenerative Gelenkerkrankung
- Asthma – entzündliche, chronische Erkrankung der Atemwege
- Autismus – psychische Entwicklungsstörung

B

- Barrett-Ösophagus – innerliche Verkürzung der Speiseröhre
- Blasenkrämpfe – dauerhafter Blasenschmerz, führt zu geringer Harnentleerung

- Blepharospasmus – ein- bzw. beidseitiger Krampf in den Augenlidern
- Borderline-Störung - Persönlichkeitsstörung
- Borreliose – Rückfallfieber, verursacht meist durch Läuse oder Zecken

C

- Chronische Polyarthritis – entzündliche Erkrankung der Gelenkinnenhäute
- Chronisches Schmerzsyndrom – Wahrnehmung des Schmerzes als eigene Krankheit
- Chronisches Müdigkeitssyndrom (CFS) – geistige und körperliche Erschöpfung
- Chronisches Wirbelsäulensyndrom –(ICD) – Beschwerden im Bereich der Wirbelsäule
- Cluster-Kopfschmerzen – Kopfschmerz, der anfallartig oder konstant einseitig auftritt
- Colitis ulcerosa – chronische entzündliche Darmerkrankung

D

- Depressionen – krankhafte psychische Störung, oft gekennzeichnet durch Antriebslosigkeit, Freudlosigkeit, gedrückte Stimmung

E

- Epilepsie – Funktionsstörung des Gehirns

F

- Failed-back-surgery-Syndrom (FBSS) – dauerhafte Schmerzen nach einer chirurgischen Fusion von zwei oder mehr Wirbelkörpern
- Fibromyalgie – weitverbreitete Schmerzen in verschiedenen Regionen des Körpers, oft in Verbindung mit Schlafstörungen

H

- HIV-Infektion – Immundefizit, schrittweise Zerstörung des Immunsystems durch den HI-Virus
- HWS-Syndrom – Sammelbezeichnung für unterschiedliche Symptome, ausgehend von der Arm-Nacken-Schulterregion
- Hyperhidrosis – krankhafte Schweißbildung

K

- Kopfschmerzen – Schmerzen im Bereich des Kopfes

M

- Migräne – schmerzintensiv und periodisch auftretender Kopfschmerz
- Mitochondroipathie – neuromuskuläre Syndrome, Funktionsstörung der mitochondrialen Atmungskette
- Morbus Bechterew – Systemerkrankung des rheumatischen Formenkreises
- Morbus Crohn – chronisch-entzündliche Erkrankung des Magen-Darm-Traktes

- Morbus Scheuermann – Verknöcherungsstörung, meist an der unteren und mittleren Brustwirbelsäule
- Morbus Still – Gelenkerkrankung im Kindesalter
- Morbus Sudeck (CRPS) – neurologische, chronische Erkrankung, tritt häufig mit einer Fraktur auf
- Multiple Sklerose – neurologische Erkrankung des zentralen Nervensystems

N

- Neurodermitis – langanhaltende, oft wiederkehrende Hauterkrankung

P

- Paroxysmale nonkinesiogene Dyskinesie (PKD) – neurologische Bewegungsstörung
- Polyneuropathie – Schädigung von Nerven
- Posner-Schlossmann-Syndrom – Erhöhung des Augeninnerdruckes
- Posttraumatische Belastungsstörung – Psychische Störung, ausgelöst durch ein Trauma
- Psoriasis (Schuppenflechte) – gutartige chronische Erkrankung der Haut

R

- Reizdarm – Krankheit des Verdauungstraktes
- Rheumatoide Arthritis (Rheuma) – Schmerzzustände im Bewegungs- und Stützapparat

S

- Schlafstörungen – Abweichungen von normalem Schlaf
- Schmerzsyndrom – nach Polytrauma – Schmerzen nach einer Mehrfachverletzung, die lebensbedrohlich war, oft Verkehrsunfälle
- Systemische Sklerodermie - Autoimmunerkrankung

T

- Thalamus Syndrom – neurologische Schädigung im Zwischenhirn
- Tics – unwillkürliche Anspannung von Muskeln oder Muskelgruppen
- Tinnitus – Geräuscheindrücke, nicht durch ein Schallgeräusch verursacht
- Tourette-Syndrom – verbale oder motorische Tics, Ursache noch nicht geklärt

Z

- Zwangsstörung – stark belastende Krankheit aus der Psychiatrie.

Hier werden nun einige spezielle Erkrankungen, bei denen Cannabis zum Einsatz kommen kann, genauer betrachtet:

1.) ADS/ADHS: Patienten mit diesen Störungen reagieren oft sehr impulsiv, sind leicht abzulenken und können sich nicht oder nur schlecht auf eine Aufgabe konzentrieren. Diese Syndrome sind nicht auf falsche

Erziehung oder schlechte Lebensgewohnheiten zurückzuführen. Es ist durch die Wissenschaft inzwischen belegt, dass ein Ungleichgewicht von wichtigen Botenstoffen im Gehirn Auslöser dieser Störungen ist. Forscher haben außerdem belegt, dass auch der Cannabinoid-Rezeptor 1 (CB1) an der ADHS-Entwicklung beteiligt ist. Deshalb könnten Therapien mit dem Ziel, das körpereigene ECS zu beeinflussen, durchaus wirksam sein.

Es ist bekannt, dass sich AHDS und ADS-Patienten mit Cannabis selbst behandeln. Aus ihren Berichten geht hervor, dass sie gute Erfahrungen damit gemacht haben (bessere Konzentration, besserer Schlaf, schwächere Stimmungsschwankungen).

Es muss hier aber auch erwähnt werden, dass Cannabis bei einigen Betroffenen von ADHS Psychosen und paranoide Phasen ausgelöst hatte. Bei der Behandlung von Angstzuständen ist Cannabis allerdings eine erfolgreiche Methode ohne Nebenwirkungen.

Aus Studien weiß man, dass ADHS-Patienten oft einen niedrigen Omega 3-Fettsäure-Spiegel im Blut haben. Dem Körper ist es nicht möglich, sie selbst zu produzieren, deshalb ist eine Aufnahme über die Nahrung erforderlich. Die Fettsäuren sind in Seefischen, Ölen und –in sehr hoher Konzentration- auch in Hanföl und Hanfsamen enthalten. In den Studien wurde belegt, dass Omega 3-Fettsäuren ADHS-Symptome deutlich vermindert hatte. Weiterhin wurde gezeigt, dass auch Ängste positiv beeinflusst wurden. Die Studien wurden mit

Schulkindern und Heranwachsenden durchgeführt, weil bei ihnen ADS und ADHS am häufigsten auftritt.

Obwohl die bisherige Studienlage nicht ausreicht, bei ADS und ADHS Medizinalhanf zu empfehlen, ist das Potenzial des Cannabis bei den Erkrankungen vielversprechend.

2.) **Chronische Schmerzen (Cephalgie)**: Sie sind die zweithäufigste Schmerzform, nur noch von Rückenschmerzen übertroffen. Mittlerweile sind mehr als 220 verschiedene Arten des Kopfschmerzes bekannt. Unter dem sogenannten „Spannungskopfschmerz" leiden ca. 90% der Betroffenen, danach folgt die Migräne. Eins ist allen Arten des Kopfschmerz gemein: sie können chronisch verlaufen. Es ist anzuraten, je Art behandeln zu lassen, sonst kann sich ein Schmerzgedächtnis entwickeln – der Beginn des chronischen Kopfschmerzes.

Ursachen der Cephalgie könnten u.a. sein:

- Alkohol, Rauchen
- Mangel an Flüssigkeit
- Hormonschwankungen
- Stress, unregelmäßiger oder zu wenig Schlaf
- Wetterumschwünge, wenig frische Luft, unzureichend belüftete Räume.

Doch auch eine vorliegende Krankheit oder ein äußerer Einfluss können ursächlich sein:

- Asthma bronchiale, COPD oder chronische Bronchitis

- Bandscheibenvorfall der HWS (Halswirbelsäule)
- Bluthochdruck
- Entzündungen
- Medikamenten-Nebenwirkungen
- Virusinfektionen (z.B. Grippe, Erkältung9
- Verletzungen am Kopf oder der HWS
- Verspannungen im Bereich der Nackenmuskulatur.

Tritt der Kopfschmerz an etwa 180 Tagen im Jahr auf, spricht man von einer chronischen Cephalgie. Die endgültige Diagnose kann nur ein Arzt erstellen. Um die Schmerzen zu lindern, werden häufig Schmerzmittel wie Paracetamol, Ibuprofen u.ä. verordnet, die sich allerdings nicht für eine längere Anwendung eignen, da sie bei regelmäßiger Einnahme die Intensität der Schmerzen möglicherweise fördern und Nieren- und Lebererkrankungen hervorrufen können. Weltweit wurden in den letzten Jahren Studien veröffentlicht, die auf Cannabis als Medizin hinweisen. Beim Einsatz gegen Schmerzen werden in der Regel zwei Sorten des Cannabis eingesetzt:

- Sativa: kann verwendet werden bei chronischen Schmerzen, Appetitlosigkeit, Brechreiz, Übelkeit und Migräne, da sie einen energiegeladenen und zerebralen Effekt vermittelt.
- Indica: Als Hybrid mit Sativa fördert die Sorte die geistige Klarheit, wirkt beruhigend und entspannend.

3.) Epilepsie: Die Erkrankung des Nervensystems zeigt sich durch krampfartige Anfälle ohne Auslöser aus. Wie bei ADS/ADHS besteht auch hier ein Ungleichgewicht der Botenstoff-Steuerung, das in der gesamten Hirnrinde oder nur in einzelnen Regionen des Hirns vorliegt.

Das durch THC aktivierte ECS kann einen epileptischen Anfall verhindern oder wenigstens abschwächen. Cannabis kann das Risiko für die Anfälle verringern und u.U. vor Schädigungen des Gehirns schützen.

Sowohl CBD als auch THC wird bei vielen Symptomen und Krankheitsbildern eingesetzt. Es wurde bereits festgestellt, dass beide ihre Wirkung im Gehirn entfalten, gegen Krampfanfälle wirksam sind, trotzdem aber unterschiedlich wirken.

THC verhindert Krämpfe, bindet sich an den CB1-Rezeptor und unterdrückt die krampffördernden Neurotransmitter. CBD bindet sich zwar auch an den CB1-Rezeptor, verhindert aber, dass das Endocannabinoidsystem (ECS) aktiv wird. Es ist jedoch noch nicht klar erwiesen, wie dadurch die Anfälle verhindert werden.

CBD hat keine Rauschwirkung, daher wird es auch bei Kindern mit verschiedenen Formen der Epilepsie eingesetzt.

4.) HIV – AIDS: Seit dem Auftreten in den 1980er Jahren sind ca. 36 Millionen Menschen daran gestorben, zurzeit sind ca. 35 Millionen weltweit mit HIV infiziert. Obwohl zurzeit nicht heilbar, kann man eine HIV-Infektion gut behandeln. Dabei geht es um die Verhinderung der Vermehrung des Virus im Körper und der Zerstörung des Immunsystems. Man spricht bei der Therapie von HAART (Hochaktive antiretrovirale Therapie).

Bei Aids-Patienten und während der HAART tritt sehr oft Appetitlosigkeit auf, was oft Gewichtsverlust und eine zusätzliche Belastung des ohnehin schon geschwächten Körpers bedeutet. Es ist belegt, dass sowohl Cannabis als auch Dronabinol dafür sorgen können, dass die Studienteilnehmer häufiger aßen. Durch die Einnahme von HIV-Medikamenten kommt es oft zu Erbrechen, Übelkeit und Appetitlosigkeit. Auch bei solchen Patienten wurde der Appetit durch Dronabinol angeregt.

Eine weitere mögliche Nebenwirkung von HIV-Medikamenten sind Störungen des Schlafs. Treten dann durch Angstzustände oder Depressionen auf, wird die Schlafstörung noch verstärkt. Sowohl CBD als auch THC haben schlaffördernde und entspannende Wirkung. So erweitert THC die Arterien, senkt dadurch den Blutdruck und wirkt beruhigend.

CBD, in geringer Dosis genommen, wirkt wachmachend, wird höher dosiert, wirkt es sedierend. Weitere Beschwerden bei der HIV-Therapie und im weiteren Stadium der Erkrankung können auftreten:

- Angststörungen
- Chronische Schmerzen
- Depressionen
- Nervenschmerzen
- Verstopfung
- Schwächegefühl.

An Studien teilgenommene Patienten berichten von einer Linderung der Beschwerden.

Auch mögliche negative Wechsel- oder Nebenwirkungen von Cannabis und HIV-Medikamenten wurden untersucht, es konnten keine festgestellt werden.

Cannabis kann zwar die Auswirkungen der HIV-Infektion und deren Symptome lindern, heilen kann es die Krankheit nicht.

5.) LWS-Syndrom: Das sind Beschwerden im Bereich der Lendenwirbelsäule. Sie ist großen Belastungen ausgesetzt und daher treten hier sehr oft Probleme auf. Oft ist es ein plötzlich auftretender Schmerz, der vom Rücken bis hinunter zum Steißbein strahlt. Meist sind die Schmerzen nicht stechend, sie werden eher als dumpf empfunden. In Abhängigkeit von der Art der Bewegung des Betroffenen verstärken sich die Schmerzen (auch durch Husten, Niesen u.ä.) oder sie schwächen sich ab.

Der Bandscheibenvorfall gehört primär zum akuten LWS-Syndrom. Seine typischen Symptome sind:

- Bis ins Bein oder sogar den Fuß ausstrahlende Rückenschmerzen
- Kontrollverlust bei Stuhlgang oder Wasserlassen
- Kraftverlust
- Minderempfindung im Beinbereich
- Empfindungen wie z.b. Ameisenlaufen
- Schmerzverstärkung (siehe oben).

Zeigen sich zudem noch Lähmungen, Taubheitsgefühle, Störungen der Blasen- oder Darmentleerung, muss sofort ein Arzt aufgesucht werden.

Auch bei einem Hexenschuss treten LWS-Beschwerden auf. Auslöser sind hier häufig falsches Bücken, schweres Heben oder ruckartige Bewegungen.

Sind die Schmerzen akut, erkennt der Therapeut das in der Regel sofort und kann entsprechende Maßnahmen einleiten.

Problematisch wird es, wenn das LWS-Syndrom chronisch wird. Davon spricht man, wenn die Beschwerden länger als ein halbes Jahr andauern. Dann hat der Schmerz seine Signal- und Warmfunktion nicht mehr, es entwickelt sich eine eigenständige Krankheit, das chronische Wirbelsäulensyndrom.

Folgende Krankheitsbilder fallen darunter:

- Spondylarthrose - Arthrose der Wirbelgelenke
- Knochenschwund – Osteoporose
- Verkrümmung der Wirbelsäule – Skoliose
- Vorwölbung der Bandscheiben
- Wirbelkanalenge, bedingt durch Verschleiß
- Wirbelfraktur/Wirbelbruch
- Veränderungen an Bandscheibe und Wirbelkörpern – Osteochondrose.

Es handelt sich hier überwiegend um degenerative Erkrankungen der Wirbelsäule.

In etwa 80% der Fälle von Rückenschmerzen werden diese durch psychische Belastungen hervorgerufen. So ist erwiesen, dass Patienten mit chronischen Rückenschmerzen sehr oft unter Depressionen leiden. Oft werden Betroffenen deshalb Antidepressiva verordnet, es werden zur Linderung der Schmerzen manuelle oder physiotherapeutische Maßnahmen ergriffen (Massagen usw.). Aber auch Wärmetherapie und alternative Verfahren (Akupunktur, Akupressur usw.) kommen zum Einsatz. Daneben werden NSAR (Ibuprofen, Diclofenac, Paracetamol u.ä.) verschrieben, die der Schmerzlinderung dienen sollen.

Cannabis als Schmerzmittel beim LWS-Syndrom verlor zwar am Anfang des 20. Jahrhunderts an Bedeutung, wird aber in den letzten Jahren wieder häufig eingesetzt, da es therapeutische Wirkung bei Schmerzen zeigt, aber keine Nebenwirkungen hervorruft. Mittlerweile ist es gut erforscht, z.b. durch Forscher der *University of California* im Jahre 2009. Dort wurden HIV-Patienten, die Opiote erhielten, auf die Effektivität von Cannabis untersucht. Eine Probandengruppe erhielt ein Placebo, die andere 4-mal täglich an 5 Tagen THC. Die Intensität der Schmerzen bei den THC-Probanden nahm signifikant ab. Außerdem verbesserte sich die Stimmung bei den Testpersonen, es wurde zudem gut vertragen, schwere Nebenwirkungen traten nicht auf. Als größten Vorteil von medizinischem Cannabis muss angesehen werden, dass es nur eine geringe Toleranzentwicklung gegenüber sonstigen Schmerzmitteln aufweist. Außerdem muss seine Dosis gar nicht oder nur wenig erhöht werden, was bei herkömmlichen Schmerzmitteln meist das Gegenteil ist.

6.) Schlafstörungen: Sie betreffen fast jeden einmal die eine oder andere Nacht. Schläft man allerdings länger als 3 Wochen schlecht oder zu kurz, spricht man von chronischen Schlafstörungen, davon ist ca. 10% der Bevölkerung in Deutschland betroffen.

Als Ursachen gelten u.a.:

- Depressionen
- Krankheiten (Restless-Legs-Syndrom, Schlafapnoe u.a.)
- Medikamenten-Einnahme
- Psychische Erkrankungen
- Schichtarbeit
- Schlechte Schlafhygiene
- Stress, sowohl beruflich als auch privat.

Bevor man jedoch zu Schlafmitteln greift, sollte man versuchen, mit einigen Tipps etwas für einen gesunden Schlaf zu tun:

- Schlafrhythmus einhalten
- Nur zum Schlafen ins Bett gehen
- Viel frische Luft
- Regelmäßige Bewegung
- Nicht oder wenig am Tag schlafen
- Alkohol meiden
- Weniger Kaffee trinken
- Vermeidung von vollem Magen
- Licht am Abend dämpfen.

Erst dann, wenn auch das nicht geholfen hat, sollte man Hilfe von einem Arzt einfordern.

Oft helfen auch Yoga, Meditation, progressive Muskelentspannung. Für eine kurze Zeit wird Ihnen der Therapeut evtl. Schlafmittel verordnen, die aber oft Nebenwirkungen haben und sich sogar negativ auswirken und u.U. sie Schlafstörungen noch verstärken.

Sind die Schlafstörungen nur leichter Natur, helfen normalerweise die o.g. Methoden. Sind die Störungen aber bereits schwer und kommt man um ein Medikament nicht herum, sollte man die Einnahme von Cannabis ins Auge fassen, denn es ist förderlich beim Einschlafen. Wie schon erwähnt, erweitert THC die Arterien, senkt dadurch den Blutdruck, was wiederum beruhigend wirkt. Betroffene berichten nach Einnahme von Cannabis von erholsamem Schlaf. Zudem wurde eine Stabilisierung aller Schlafphasen festgestellt.

Sind mehrere der Schlafphasen betroffen, können z.B. die Störungen Einschlafen und Durchschlafen stören. Um ein Durchschlafen möglich zu machen, sollte Cannabis als Medizin in trink- oder essbarer Form genommen werden. Zwar entfaltet sich die Wirkung langsamer, es hält aber länger (6-8 Stunden) an. Beim inhalierten Cannabis sind es „nur" 3-4 Stunden.

Nachteil: Langfristige Einnahme von medizinischem Hanf kann auch Schlafstörungen verursachen, besonders bei regelmäßigem Konsum. Diese Probleme treten aber meist nach dem Absetzen von Cannabis auf. Es wurden Entzugssymptome, Unruhe, Angst, Reizbarkeit und letztlich wieder Schlafstörungen festgestellt. Allerdings gibt es wohl einen

Zusammenhang zwischen Schlafstörungen und der Dosis, hatten die Personen Cannabis stark konsumiert, litten sie länger unter den zurückgekehrten Schlafstörungen.

7.) Zwangsstörung (OCD): Hierbei handelt es sich um eine psychische Störung. Unerwünschte Gedanken (Obsessionen) und zwanghafte Handlungen kehren immer wieder zurück. Dauert dieses Verhalten über einen längeren Zeitraum an, sprechen die Mediziner von einer OCD. Dann ist meist schon der Alltag des Betroffenen stark beeinträchtigt, die Patienten schämen sich ihrer Zwänge, verheimlichen sie und es entsteht eine „heimliche Krankheit".

Fast allen Menschen sind „zwanghafte" Handlungen oder Gedanken bekannt. Als typisch gilt das Verhalten, immer wieder zu prüfen, ob die Haustür verschlossen ist, obwohl der Patient es eigentlich ganz genau weiß. Der Betroffene selbst empfindet seine Impulse und Handlungen als unsinnig und übertrieben. Doch die Gedanken drängen sich immer wieder auf, lösen Ängste, Ekel und Unbehagen aus. Zwangshandlungen, die ebenfalls typisch sind:

- Kontrollzwang
- Putzzwang
- Sammelzwang
- Waschzwang.

Da die Ursachen einer Zwangsstörung noch nicht komplett erforscht sind, geht man davon aus, dass die Veranlagung mitverantwortlich ist, was das Risiko für die Erkrankung erhöht. Ebenso spielen psychologische

Faktoren und die „Gehirn-Chemie" eine wesentliche Rolle.

Wissenschaftler und Mediziner glauben, dass Störungen im Hirnbotenstoffwechsel ein Risiko für das Auftreten darstellt. Auch die Botenstoffe Serotonin und Dopamin, zuständig u.a. für Angst, Impulsivität, Sexualität und Stimmung, sollen bei der Zwangsstörung von Bedeutung sein.

Früher wurde die Zwangsstörung in der Psychoanalyse „Zwangsneurose" genannt. Es handele sich um innere Mechanismen der Abwehr, die helfen sollten, Gedanken aus dem Unterbewusstsein zu kontrollieren. Ein solcher Zwang könnte beispielsweise ein bisher neutraler Reiz sein, der mit einer unguten Erfahrung in Verbindung gebracht wird.

Die Behandlung ist abhängig von Art und Schwere der Zwangsstörung, sie reicht von psychotherapeutischer Behandlung bis zur medikamentösen Therapie, eine Kombination ist möglich. Oft werden SSRI (Serotonin-Wiederaufnahme-Hemmer) eingesetzt, deren Wirkung aber erst spät einsetzt (6-8 Wochen). Neben der psychischen Abhängigkeit können noch weitere Nebenwirkungen auftreten.

„Jede Wirkung hat auch eine Nebenwirkung".

Als Alternative bieten sich Naturheilmittel an, sie sind arm an Nebenwirkungen. Bereits 1996 berichteten israelische Forscher von Erfolgen mit dem Naturheilmittel Inositol bei Zwangsstörungen, 2011 war es Baldrian, der bei Probanden mit der Störung erfolgreich eingesetzt wurde. Es gibt zwar keine wissenschaftlichen Studien für ihre Wirksamkeit, aber einige Betroffenen schwören auf Mittel der Homöopathie bei ihren Problemen.

Aktuelle Studien haben die Wirksamkeit von CBD und THC bei der Behandlung von psychischen Erkrankungen bewiesen. Bei der PTBS (posttraumatische Belastungsstörung) und bei einer Zwangsstörung haben israelische Forscher festgestellt, dass Cannabinoide erfolgreich sein können. CBD findet eine immer breiter werdende Verwendung bei Patienten, auch weil es nur wenig psychoaktiv ist, es wird gar bei Psychosen wie der Schizophrenie erfolgreich angewendet.

Die Liste ließe sich noch erweitern, doch bei den o.a. Erkrankungen handelt es sich um die mit der häufigsten Anwendung von Cannabis und seiner Cannabinoide.

Das Cannabinoid Cannabigerol (CBG) – Hilfe bei Darmkrebs?

Cannabigerol wird auch als Stammzelle der Cannabinoide bezeichnet. CBG zeichnet für etliche medizinische Effekte verantwortlich und arbeitet mehr im Hintergrund. Obwohl CBG bisher weniger bekannt ist als die Cannabinoide CBD und THC, wurden die medizinischen, aber nicht psychoaktiven, Eigenschaften schon gut untersucht. Das „National Institute of Health, USA" führte eine Studie durch mit dem Ergebnis, dass CBG die Symptome bei Glaukom und Reizdarm lindern kann und das Fortschreiten bei Dickdarmkrebs wirksam aufhalten kann.

Die Studie wurde in der Fachzeitschrift „Oxford Karzinogenese" veröffentlicht und beschreibt die Wirkung von CBG auf die Entwicklung der Darmkrebszellen. Den Forschern zufolge hemmt CBG Entstehung und Wachstum von Krebszellen und blockiert sie selektiv.

So geben diese neuen Daten Anlass zur Hoffnung, dass möglicherweise ein Großteil der Darmkrebspatienten behandelt und geheilt werden könnte. Darmkrebs ist die dritthäufigste Krebserkrankung und die zweithäufigste Krebstod-Ursache.

Erwähnenswert ist, dass sehr hohe Werte von CBG bei kaum ins Gewicht fallenden THC-Werten (0,001%) hauptsächlich in Industriehanf anzutreffen ist. CBG ist eine nicht erfasste Substanz im Anti-Drogen-Vertrag der Vereinten Nationen.

Wissenschaftler halten eine Doppelfunktion von CBG bei der Behandlung bzw. Heilung wie auch der Darmkrebsprävention für möglich. Weitere intensive Forschung auf diesem Gebiet wäre angebracht, um das ganze Potenzial von Cannabigerol zu erkunden und die effektive Nutzung zu bestimmen.

Züchter haben bereits begonnen, Hanfsorten mit besonders hohen CBG-Werten zu entwickeln. Eine dieser Sorten ist „Cannagetica" von Cannamed mit hervorragenden medizinischen Eigenschaften.

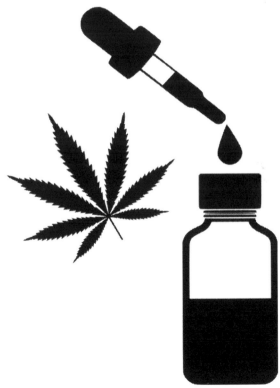

Bild Nr. 5

Cannabis und THC bei „Traumatischer Hirnverletzung" (Schädel-Hirn-Trauma)

Verletzungen bzw. Schädigungen des Hirns treten auf durch Gewalteinwirkung, Unfälle, Stürze u.ä. Auch kürzer oder später nach der ursächlichen Verletzung können noch sekundäre Situationen auftreten, wie die Veränderung der Hirndurchblutung oder des Drucks innerhalb des Schädels. Dies verursacht weitere Schädigungen und es kommt oft zu Komplikationen. Ein Schädel-Hirn-Trauma hat meist weitreichende Folgen für den Betroffenen und natürlich auch die Angehörigen. Betroffen sind die emotionalen, kognitiven und körperlichen Funktionen.

Die Behandlungsresultate können zur Genesung führen, aber auch zu Behinderungen oder gar zum Tode. Natürliche Endocannabinoide, die der Körper selber bildet, können hilfreich sein bei Schädel-Hirnverletzungen, wie israelische Forscher berichten:

„Wir glauben, dass diese Komponente, die das Gehirn selbst herstellt, in der Lage ist, als neuroprotektiver Wirkstoff zu dienen".

Die Forscher folgerten, dass die natürlichen Verbindungen offenbar dazu beitragen, Komplikationen im Gehirn zu verhindern. Vermutlich geschieht dies durch Reduktion der Entzündungen, Verminderung der Produktion toxischer Substanzen in der Gehirnmasse oder der Verstärkung der Blutzufuhr zum Gehirn im Anschluss an die Verletzung. Oft erreichen diese natürlichen Mengen aber nicht das hohe Niveau, um effektiv zu sein. Bei einem Versuch mit hirnverletzten Mäusen durch Injektion synthetischen Materials von Cannabis konnte eine signifikante Verbesserung festgestellt werden. Es kam zu weniger Schwellungen und Flüssigkeitsansammlungen im Gehirn, weniger abgestorbenen Gewebe- und Gehirnzellen und einer verbesserten Wiederherstellung der motorischen Fähigkeiten. Die Schutzfunktion gegen neurologische Schäden bestand allerdings nur kurzfristig.

Prof. Esther Shohamy, Leiterin der Studie, erklärte, sie hoffe, dass diese Erkenntnisse auch an Menschen mit Hirnverletzungen erprobt werden könnten. Die Injektion der Substanz könne ihrer Auffassung nach als Behandlungsoption gelten. Sie erwarte keine Toxizität oder ernsthafte Nebenwirkungen. Auch weitere Studien konnten in der Vergangenheit die neuro-wirksamen Effekte von Cannabis und seinen Cannabinoiden aufzeigen. Jedoch ist der Mechanismus zur Minimierung von Hirnschädigungen noch nicht bis ins Kleinste verstanden worden. Laut einer Forschungsstudie aus den Vereinigten Staaten ist die Sterblichkeit von Patienten niedriger bei einem positiveren THC-Test als bei Erkrankten mit negativem Ergebnis. Dr. David Plurad, einer der Autoren der Studie:

„Diese Daten passen zu früheren Ergebnissen, die zeigen, dass THC neuroprotektiv ist. Tierstudien haben bereits in der Vergangenheit gezeigt, dass THC das Gehirn nach einer Verletzung schützen kann und die neuroprotektive Wirkung von Cannabinoiden sind auch bei der Behandlung einiger neurologischen Erkrankungen bei Menschen nachgewiesen worden, aber wenig sei bisher über die Wirkung von THC auf Hirnverletzungen bei Menschen bekannt". Quelle: „The American Surgeon, Ausgabe 80, Nummer 10, Oktober 2014, S. 979-983 (5) "

Cannabis bei Stress und Angststörungen – aus der Neurowissenschaft

Eine israelische Studie beschreibt, dass das körpereigene Endocannabinoid-System einen neuen Ansatz in der Behandlung kognitiver Defizite, die bei stressbedingten Erkrankungen eine Rolle spielen, darstellen kann. Ein Forscherteam aus Tennessee veröffentlichte eine Studie, deren Ergebnisse darauf hinweisen, dass ein hoher Endocannabinoid-Wert, insbesondere von Anandamid, eine wirksame Methode in der Behandlung von stressbedingten Ängsten darstellt. Anandamid ist ein Endocannabinoid, das vom Körper selbst produziert wird und ähnlich wirkt wie THC an den CB1 und CB2-Rezeptoren. Forschungen haben gezeigt, dass Anandamid auch bei der Behandlung von Brust- und Hautkrebs mitwirkt. Es gilt als wahrscheinlich, dass CBD auch hier eine bedeutende Rolle spielt, denn es verhindert den Anandamid-Abbau. Bekannt ist der Zusammenhang zwischen CBD und sozialen Ängsten, so scheinen Anandamide eine wesentliche Verbesserung der Angstzustände zu bewirken. Ein Versuch mit geschockten, verängstigten Mäusen zeigte einen verminderten Anandamid-Spiegel im Gehirn. Die Schlussfolgerung war, dass der Anandamid-Wert stress-indizierte Ängste voraussagt. Im Umkehrschluss: mehr Anandamide – weniger Angst. Laut Wissenschaftlern haben Cannabis und seine Derivate tiefgreifende Auswirkungen auf zahlreiche Verhaltensfunktionen, wie auch neuronale Funktionen, z.B. Ernährung, Stoffwechsel, Kognition oder Schmerzen. Der am häufigsten genannte Grund für eine Cannabis-Anwendung ist die Eigenschaft, Angst, Anspannung und Stress zu reduzieren.

Hanfsamen gegen Parkinson und Alzheimer

Die traditionelle chinesische Medizin interessierte sich schon immer für die Samen der hanfpflanze. Heute wird Hanfsamen als eine Art „Superfood" geschätzt. Sie sind wahre Kraftpakete mit Ballaststoffen, Proteinen, Aminosäuren und ungesättigten Fettsäuren. Die Samen des Industriehanfs sind in Bioläden legal erhältlich, sie enthalten kein THC. Neue Forschungsergebnisse weisen darauf hin, dass sie einige wertvolle Eigenschaften besitzen, die für die Gesundheit des Menschen unerlässlich sind.

Das medizinische Potential betrifft beinahe alle Körperfunktionen. Sie können die Herzmuskulatur stärken, Hautkrankheiten und Verdauungsstörungen lindern, die Gedächtnis-leistung verbessern und gegen vorzeitige Alterung wirken. Überdies sind Verbindungen wie Phenylpropanamid enthalten, die Entzündungen der Gehirnzellen entgegenwirken. Scheinbar können sie auch effektiv gegen Parkinson und Alzheimer eingesetzt werden. Entzündungen im Nervengewebe (Neuroinflammation) sind typisch für die Alzheimer Erkrankung und für verschiedene neurodegenerative Erkrankungen. Wissenschaftliche Studien untersuchten die Wirkung der Samen bei erkrankten Mäusen. Bereits niedrige Dosen konnten sie Symptome herabsetzen und die Schädigung der Nervenzellen verhindern. Die Lernfähigkeit und die kognitiven Leistungen der Mäuse verbesserten sich. Die richtige Dosis lag bei unter 2g pro Kilogramm Körpergewicht, eine höhere Dosierung verstärkte die Wirkung nicht.

Beachtliche Erfolge bei diversen Erkrankungen älterer Menschen

Eine neue Cannabisstudie setzte sich insbesondere mit Erkrankungen älterer Menschen auseinander. Die Ergebnisse waren äußerst positiv im Hinblick auf Behandlungsmethoden mit Cannabis-Präparaten. Die Studie wurde im US-Bundesstaat New York mit 200 älteren Patienten erhoben. Die Senioren litten unter verschiedenen Erkrankungen. Etwa 75% waren Schmerzpatienten, 5% Neuropatienten, 5% Multiple Sklerose, 3% Epilepsie und 2% Parkinson. Alle Teilnehmenden bekamen Cannabisprodukte mit CBD- und THC-Konzentrationen, die an die körperliche Verfassung und die jeweilige Erkrankung angepasst waren. Verwendet wurden Tinkturen, Kapseln und Substanzen zur Inhalation. Der Leiter der Studie, Dr. Laszlo Mechtler, zeigte sich höchst zufrieden mit den Resultaten. Sieben von zehn Patienten zeigten deutliche Verbesserungen ihrer Beschwerden. 50% der Teilnehmer bestätigten eine spürbare Schmerzreduktion. Bei ca. 18% verbesserte sich der Schlaf, 15% nahmen eine Verbesserung ihrer neuronalen Beschwerden wahr. Eine Verminderung von Angstzuständen spürten 10%. Jeder dritte Patient konnte opioid-haltige Schmerzmittel deutlich herabsetzen. Die große Mehrheit der Teilnehmer empfand durch die Anwendung von Cannabis mehr Wohlsein und eine höhere Lebensqualität. Bei einigen Patienten zeigten sich erträgliche Nebenwirkungen, wie Schläfrigkeit, Gleichgewichtsstörungen und Störungen des Magen-Darm-Traktes, die durch Anpassung der Dosierung behoben wurden. Für optimale Wirkung und minimale Nebenwirkungen hat sich das Verhältnis 1:1 von CBD zu THC bewährt.

Als Kassenpatient zu einer Cannabis-Verordnung kommen

Das Cannabis-Gesetz trat am 10. März 2017 in Kraft. Seitdem ist es den Ärzten erlaubt, Cannabis bei schwerwiegenden Erkrankungen zu verordnen.

Die folgenden Tipps helfen Ihnen, durch ihren Therapeuten eine Cannabis-Verordnung zu bekommen. Zudem sind die erforderlichen Schritte aufgeführt, die für eine eventuelle Übernahme der Kosten durch Ihre Krankenkasse erforderlich sind.

Eine Erfolgsgarantie beinhalten die Tipps nicht!

1. Machen Sie sich mit den Einsatzgebieten von medizinischem Hanf vertraut, bevor Sie sich an Therapeuten und Krankenkassen wenden. Die Recherchen müssen ein Ziel haben: sie müssen die o.a. Stellen überzeugen, dass der Einsatz von Cannabis bei Ihnen sinnvoll ist.

2. Setzen Sie sich mit Ihrer Krankenkasse in Verbindung. Dort erfahren Sie die Bedingungen einer Kostenübernahme. Diese Informationen benötigt auch Ihr behandelnder Arzt. Er hat auch die richtigen Vordrucke für Sie.

3. Bereiten Sie Ihre individuelle Krankengeschichte auf. Stellen Sie deutlich heraus, warum sie den medizinischen Cannabis-Einsatz für sich als notwendig ansehen. Sammeln Sie vorhandene Arzt- oder Krankenhausberichte und Ihre

Medikamenten-Verordnung – mit den auftretenden Nebenwirkungen.

4. Da die Ärzte meist unterschiedliche Meinungen zum Cannabiseinsatz haben, suchen Sie einen Arzt, der der Behandlung offen gegenüber steht. Es sind meist Fachärzte –Schmerztherapeuten oder Naturmediziner-, die dafür infrage kommen.

5. Der Termin beim Arzt: Erklären Sie offen und sachlich Ihr Anliegen. Sollte es sich um Ihren Hausarzt handeln, hat er in seinen Unterlagen Ihren Krankheitsverlauf vorliegen. Andernfalls legen Sie Ihre gesammelten Unterlagen vor.

6. Im Ihre Krankengeschichte fortzuführen, wird der Arzt nun einen Arztbrief erstellen, der auch für die Kostenübernahme der Krankenkassen notwendig ist. Im Brief wird der Arzt seine Diagnose sowie die bereits durchgeführten Therapien aufführen. Weiterhin wird in dem Brief aufgeführt, warum die Therapien nicht weitergeführt werden –z.B. fehlende Wirksamkeit oder Nebenwirkungen-. Der gewünschte Effekt von Cannabis, die Dosierungsangabe und die Medikation findet ebenfalls Platz im Arztbrief.

7. Nun müssen alle vollständigen und eindeutigen Unterlagen gesammelt werden. Überprüfen Sie noch einmal ob alle Anlagen dabei sind (Arztbriefe, Dosierungs-Angaben usw.).

8. Sie haben mit Ihrem Arzt hat den Antrag erstellt, die Unterlagen sind vollständig – dann senden Sie alles zu Ihrer Krankenkasse. Hierbei ist es wichtig, den Brief als Einschreiben zu senden. Geben Sie den Brief persönlich bei einer Geschäftsstelle ab, lassen Sie sich eine Empfangsbestätigung geben.

9. Ist durch die Krankenkasse die Übernahme der entstehenden Kosten abgeklärt, kann der Arzt ein BTM-Rezept ausstellen. Es handelt sich dabei um ein individuell für den Arzt durch das BfArM ausgestelltes dreiteiliges Rezept. Ab Ausstellungsdatum ist das Rezept 7 Tage gültig, d.h. in der Frist muss es bei einer Apotheke eingereicht werden.

10. Hat die Krankenkasse Ihren Antrag genehmigt, sind Sie verpflichtet, einer Begleiterhebung zuzustimmen. Darin enthalten sind Informationen über Ihren Krankheitsverlauf, eventuelle Neben- und Auswirkungen der Therapie auf Ihr Krankheitsbild. Die Erhebung muss maximal zweimal erfolgen, die erste erfolgt nach dem ersten Jahr –oder bei vorherigem Abbruch der Behandlung. Diese Begleiterhebung wird durch Ihren Arzt an die Bundesopiumstelle des Bundesinstituts für Arzneimittel und Medizinprodukte (BfArM) weitergeleitet.

Quellen: https://drcaesar.de/wie-kann-ein-arzt-mir-cannabis-verschreiben/

https://www.bfarm.de/DE/Bundesopiumstelle/Cannabis/B egleiterhebund/_node.html

Ausweis für Cannabis-Patienten. Die Frage stellt sich immer wieder: „Wie kann ein Cannabispatient der Polizei gegenüber glaubhaft machen, dass er berechtigt ist, Medizinalhanf anzuwenden?" Beispiele Betroffener, die in Konflikt mit der Staatsgewalt gerieten, gibt es einige. Da werden Rezepte ignoriert und Patienten als „Junkie" betitelt usw. Klarheit könnte ein Ausweis schaffen. Doch wer stellt ihn aus? Cannabispatienten sollten immer eine Kopie des neuesten Rezeptes und eine Kopie der Kostenübernahme der Krankenkasse dabei haben, unabhängig vom Cannabis-Ausweis. Davon sind zurzeit vier verschiedene Ausführungen erhältlich:

1.) Bei „HAPA Medical" unter www.cannainfo.de, per Download für jedermann. Ob der Ausweis sich als Dokument eignet, ist fraglich.
2.) Bei „Appsolut Secure", https://www.cannabis-ausweis.de/patientenausweis/. Der Ausweis kostet 10-15 Euro.
3.) Bei „Cannamedical", https://www.leafly.de/cannabis-ausweis-von-apotheken/
4.) Von "ACM" – Arbeitsgemeinschaft Cannabis als Medizin e.V. Der Verein bietet Patienten an, kostenlos den Ausweis zu ordern. Es enthält Hinweise zur Inhalation und sollte zusammen mit dem behandelnden Therapeuten ausgefüllt werden. Dieser kann ihn unterschreiben und abstempeln.
https://www.arbeitsgemeinschaft-cannabis-medizin.de/cannabis-ausweis/

Was ist Cannabis und was sind Cannabis-Medikamente?

Unser Cannabis-Gesetz erlaubt beides, also sowohl den Einsatz der Cannabisblüten als auch Medikamente mit Cannabis ausschließlich zu medizinischen Zwecken. Darüber wundern sich schon heute viele Ärzte. Wer über medizinisches Cannabis redet, meint in der Regel die Blüten der Hanfpflanze. Diese dürfen nach einem umständlichen, aber wohl notwendigen Genehmigungsverfahren auf Rezept bezogen werden – nur in der Apotheke und nach Genehmigung der Krankenkasse. Wie der Patient den Cannabis nun zu sich nimmt, bleibt ihm überlassen. Er kann sich beispielsweise einen Tee zubereiten, einen Joint rauchen, es vernebeln oder in Keksen verbacken. Die Art der Zubereitung hat einen starken Einfluss auf die Aufnahme des Wirkstoffs hat und genau diese ist nicht eindeutig reguliert. Dann gibt es noch die Cannabis-Medikamente, die klinische Studien und Verfahren der Zulassung hinter sich haben. Ihre Zusammensetzung ist standardisiert, die Wirkung und die Nebenwirkungen sind bekannt. Und trotzdem fallen beide unter den Begriff „medizinisches Cannabis". Das kritisierte bereits Prof. Dr. Mäurer im o.a. Interview. Seine Ansicht teilt auch Prof. Dr. Michael Haupt, Chefarzt am Augustahospital Isselburg. Seit der „Contergan"-Affäre habe man dafür gekämpft, dass der Staat Arzneimittel kontrolliert, jetzt habe man diesen Weg scheinbar verlassen: *„Patienten haben ein Recht darauf zu wissen, wie sicher ein Arzneimittel ist".* Was beide Mediziner auch als Rückschritt bezeichnen ist, dass die Pharmaindustrie keine neuen Studien zu Cannabis mehr in Auftrag gibt.

Grünes Licht durch die WHO

Im November 2017 kam der Sachverständigenausschuss für Drogenabhängigkeit bei der WHO zusammen, um einige Substanzen zu bewerten, denen psychoaktive Wirkungen nachgesagt wurden, darunter befand sich auch Cannabidiol (CBD).

Das Ergebnis war, dass CBD: *"…wahrscheinlich nicht missbraucht wird oder abhängig macht"*.

Da es weltweit ein zunehmendes Interesse an Cannabis und seiner Wirkstoffe in der Medizin gibt, begann die WHO, Beweise zu sammeln und einer Entscheidung zuzuführen, ob Cannabinoide international kontrolliert werden sollen. Es wurden u.a. die Nebenwirkungen sowie die therapeutischen Qualitäten von Cannabidiol untersucht. Durch Studien wurde z.B. belegt, dass eine positive Wirkung bei Epilepsie erreicht werden konnte und davon auszugehen ist, dass Präparate mit CBD weitere Vorteile in unterschiedlichsten Therapien bieten könnten.

Seit Oktober 2016 sind Präparate mit dem Wirkstoff CBD unter die Verschreibungspflicht gestellt. Damit wurde dem florierenden Handel mit dem Hanfprodukt ein Riegel vorgeschoben, obwohl weder Neben-, Rausch- noch Suchtwirkungen bekannt waren. CBD kann jedoch in Kosmetika oder als Nahrungsergänzungsmittel immer noch ohne Probleme bezogen werden.

8. Dezember 2018

Die Suchtkommission der UNO (CND) tagt vom 5. – 7. Dezember 2018 in Wien. Da Cannabis bereits im Jahre 1954 als gefährlich eingestuft wurde, ist man auf das Ergebnis der Neubewertung sehr gespannt, da der Inhalt wichtig für die rechtliche Einstufung ist.

14. Dezember 2018

Eine Neubewertung von Cannabis wird durch die WHO zurückgehalten. Weder die Öffentlichkeit noch die deutsche Bundesregierung ist über den Inhalt der Bewertung informiert, der in der Sitzung des ECDD (Expert Committee in Drug Dependance) erarbeitet wurde.

Daraufhin sagte Kenzi Roboulet-Zemouli, Vertreter der FAAAT (Für Alternative Approaches to Addiction, Think & do tank):

„*...enttäuscht bin, dass die WHO erneut beschlossen hat, ihre eigenen Regeln und Richtlinien nicht einzuhalten*". Und weiter: „*Die Länder brauchen Zeit, um diese Empfehlungen zu verstehen und zu billigen, bevor sie im März endgültig (mit einfacher Mehrheit) darüber abstimmen*".

Ein weiterer Mitarbeiter der FAAAT führte aus, dass es sicherlich eine politische Entscheidung sei, die Ergebnisse nicht zu veröffentlichen. Das könnte auf ein positives Ergebnis der Cannabis-Neubewertung hindeuten, denn sie ist äußerst polarisierend.

Die Herstellung von CBD-Öl

Für die Herstellung des Öls werden Blätter und Blüten des weiblichen Nutzhanfs benötigt. Es muss den EU-Normen entsprechen und zeichnet sich durch geringen THC- und hohen CBD-Gehalt aus. Unter hohem Druck werden mithilfe von Kohlendioxid die Substanzen des Hanfs gelöst, anschließend wird der Druck gesenkt und das Kohlendioxid gibt die gewonnenen Extrakte ab, so bleiben die natürlichen Inhaltsstoffe der Pflanze erhalten. Schlussendlich folgt die „Decarboxylierung", d.h. die gewonnene Substanz wird erhitzt, als Reaktion findet die Umwandlung von CBDA-Säure (Vorläufer zu CBD) in das aktive CBD statt.

Der große Vorteil des CO_2-Extraktionsverfahrens liegt darin, dass das Pflanzenstoffspektrum in der Gesamtheit erhalten bleibt. CBD-Öl enthält außer Cannabidiol auch:

- Wertvolle Terpene, die für Geschmack, Geruch, Bestäubung und für den Pflanzenschutz zuständig sind, darüber hinaus haben sie laut Forschern auch medizinische Eigenschaften, und Flavonoide (zuständig für Aroma und Farbe, unterstützt das menschliche Immunsystem)

- Carotinoide, wie Beta-Carotin, verleihen dem Öl die goldgelbe Farbe, beugen Herz-Kreislauferkrankungen und Arterienverkalkung vor und schützen vor frühzeitiger Alterung.

- Chlorophyll unterstützt Zellatmung, Reinigung und Entgiftung der Zellen. Dementsprechend hat

Chlorophyll auch einen günstigen Einfluss auf das Immunsystem

- Vitamine. CBD-Öl enthält verschiedene Vitamine, besonders viel auch vom „Anti-Aging"-Vitamin E. Es wirkt antioxidativ, schützt die Körperzellen und wirkt positiv auf die Serotoninbildung.

- Mineralien und Spurenelemente sind als wichtige Substanzen für den Organismus ebenfalls enthalten. Hauptsächlich Calcium, Magnesium, Natrium, Kalium, Eisen, Mangan, Kupfer und Zink.

Für die leichtere Anwendung fügen die Hersteller dem CBD-Extrakt noch ein weiteres Öl zu. Besonders gut geeignet sind dafür Hanfsamenöl, Oliven-, Traubenkern- und Kokosnussöl. Allen Ölen ist gemein, dass sie die wichtigen Omega 3-Fettsäuren enthalten. Sie wirken sich positiv auf das Immunsystem und die Blutdruckwerte aus und sind von großer Bedeutung für die Zellerneuerung. Im Handel sind diese Öle unter der Bezeichnung „Naturextrakt" oder auch „Vollspektrumextrakt"

Weitere Herstellungsmethoden

Möglich ist es auch, das Cannabidiol aus den Pflanzen zu isolieren und einem Reinigungs-prozess zu unterziehen. So bekommt man CBD-Kristalle, die zu etwa 99,9% aus CBD bestehen. Die Kristalle werden in einem der oben genannten Öle gelöst und es entsteht ein CBD-Öl mit den Handelsnamen „CBD-Isolat" oder „CBD-Kristalle".

Bei den Isolaten und Kristallen sind weder THC noch andere Pflanzenwirkstoffe, Terpene oder Cannabinoide enthalten. Man geht jedoch davon aus, dass sich Inhaltsstoffe wie Terpene und Cannabinoide gegenseitig in ihrer Wirksamkeit unterstützen, was in der Forschung als „Entourage-Effekt" bezeichnet wird.

Der „Entourage-Effekt"

In der Cannabis-Forschung wird davon ausgegangen, dass gerade die Kombination der Inhaltsstoffe die Cannabispflanze effektiver macht als einzelne isolierte vorliegende Cannabinoide. Der Neurologe Ethan Russo beschreibt die Auswirkungen der Inhaltsstoffe von Cannabispflanzen wie folgt:

Außer den Cannabinoiden THC und Cannabidiol sind die Wirkungsweisen untereinander besonders hervorzuheben:

- Die Terpene Pinen, Myrcen und Caryophyllen. Sie haben die Eigenschaft, Angstzustände zu verringern.

- Das Cannabinoid CBG kann durch Verbindung mit den Terpenen Limonen und Linalool zur Bekämpfung von MRSA-Keimen eingesetzt werden.

- Das Cannabinoid CBD kann mit Limonen und Linalool hilfreich bei der Akne-Behandlung sein.

Diese Forschungsergebnisse sprechen dafür, ein „Vollspektrumextrakt" zu bevorzugen, um vom gesamten Pflanzenkomplex profitieren zu können.

Der Unterschied von Hanfsamen- und CBD-Öl

Hanfsamenöl oder auch kurz „Hanf-Öl" wird aus Hanfsamen (Nüsschen) kalt gepresst. Hier spielen die Hanfblüten und Blätter keine Rolle. Verwendet wird Nutzhanf, der sich durch starke Samenbildung auszeichnet und kaum THC enthält.

Je nach Verarbeitung hat Hanföl einen etwas bitteren, nussartigen Geschmack und eine grünliche Farbe. Wird das Öl aus zuvor geschälten Samen gepresst, ist es weniger bitter. Hanfsamenöl wird als Speiseöl besonders wegen der Omega 3-Fettsäuren hoch geschätzt. Sie müssen dem Körper zugeführt werden, selbst produzieren kann er sie nicht.

Wird das Öl zum Backen oder Kochen verwendet, sollte es nicht höher als 160°C erhitzt werden, da sonst die wertvollen Fettsäuren zerstört werden.

CBD-Öl mit verschiedenen Konzentrationen

Je höher die Konzentration, umso teurer das Produkt. CBD-Öle sind in den Konzentrationen 2%, 5% und 10% erhältlich. Die niedrigste CBD-Konzentration sollte versucht werden, um sich an das Produkt heranzutasten. Zeigt die niedrige Konzentration keine Wirkung, kann die nächsthöhere Dosis verwendet werden.

Achtung: Man kann nicht unbedingt davon ausgehen: je höher die Konzentration, desto besser die Wirkung. Jeder Mensch reagiert anders!

CBD-Öl-Dosierung

Hier eine genaue Empfehlung abzugeben, erweist sich als sehr schwierig. Die Hersteller raten meist zu einer niedrigen Dosierung, um sich abzusichern, sollten Nebenwirkungen auftreten. Das heißt aber nicht, dass durchweg höhere Dosierungen gewählt werden sollten. Wegen der individuellen Reaktion jedes Körpers kann bei einem Menschen eine niedrige Dosierung helfen, während eine anderer die mehrfache Menge benötigt. Die einzige Möglichkeit ist, sich langsam an das Optimale heranzutasten.

<u>Die Einnahme.</u> Möglich sind zwei Methoden:

- entweder werden die Tropfen unter die Zunge genommen und für ca. 60 Sekunden dort belassen, da die Substanz gut über die Mundschleimhaut aufgenommen wird.

- Das CBD-Öl wird geschluckt, wobei dann die Magenschleimhaut das CBD aufnimmt und übers Blut zum Gehirn transportiert. Dort werden die Rezeptoren CB1 und CB2 (u.a. zuständig für Schmerzhemmung und Angstminderung), 5-HT1A (Serotoninfühler) und der Vanilloidrezeptor (Ionenkanal in den Nervenzellen und Schmerzrezeptor) aktiviert. Cannabinoide funktionieren wie Hormone und Neurotransmitter, sie imitieren oder ersetzen quasi die körpereigenen Cannabinoide. Sie beeinflussen die Signalübermittlung in den Zellen, das limbische System im Gehirn, das mitspielt bei der Wahrnehmung, dem Erinnerungsvermögen und der Psychosomatik. Zudem wirken sie auf die Schmerzregionen und das System, das für die Entstehung von „Freude" zuständig ist.

Für Einsteiger können folgende Dosierungsempfehlungen dienen:

Beschwerden	Dosierung
leichte Schmerzen, Schlafstörungen, Magen-Darm-Beschwerden,	drei Tropfen morgens und abends (2-oder 5- %-iges CBD-Öl); bei starken Beschwerden nach einer Woche auf fünf Tropfen erhöhen
Anspannung, Stress, Beklemmungsgefühle,	dreimal täglich drei Tropfen (2- oder 5-%-iges CBD-Öl); bei starken Beschwerden nach einer Woche auf fünf Tropfen erhöhen
Bei Chemotherapie, chronischen Beschwerden, starken Schmerzen	4 Tropfen morgens und abends, in der zweiten Woche auf 5 Tropfen erhöhen (10-%-iges CBD-Öl)

Eventuelle Nebenwirkungen

Im Allgemeinen gilt CBD-Öl als unbedenklich und nebenwirkungsfrei- bzw. –arm. Auch hier gilt, dass jeder Mensch auf die verschiedenen Inhaltsstoffe anders reagieren kann. So kann es gelegentlich zu Nebenwirkungen wie Appetitverlust, Durchfall oder Schläfrigkeit kommen. Auf das Herz-Kreislaufsystem sollen die Substanzen im CBD-Öl keinerlei negative Auswirkungen haben.

Schwangeren wird von der Einnahme abgeraten. Bei gleichzeitiger Einnahme von Omeprazol und/oder Diazepam muss Rücksprache mit dem behandelnden Arzt gehalten werden.

Wechselwirkungen: Bei Einnahme von Arzneimitteln, z.B. bei chronischen Erkrankungen sollte man unbedingt den Therapeuten zu Rate ziehen. Bei höheren Dosen CBD-Öl ist bekannt, dass das Cannabidiol das Leberenzym „Cytochrom P450" abschalten kann. Dadurch wird beeinflusst, wie diverse Substanzen verstoffwechselt werden. Das Cannabidiol kann mit Arzneiwirkstoffen interagieren, so dass es zu einem verlangsamten, bzw. beschleunigten Abbau kommen kann.

Worauf muss beim Erwerb geachtet werden?

In aller Regel informiert der Hersteller über die genaue Zusammensetzung des Produkts, z.B. über ein Analysezertifikat. Liegt dieses nicht bei und ist es auf Anfrage nicht zu bekommen, sollte der Erwerb dieses CBD-Öls abgesehen werden.

Bei einigen Ölen werden CBD- und CBDA-Wert, der Vorstufe von CBD, zusammengesetzt, wobei CBDA nicht denselben Effekt aufweist. Man spricht auch ihm gesundheitlichen Nutzen zu, doch sind die Aussagen noch umstritten. Daher unbedingt darauf achten, dass das Öl nur CBD enthält.

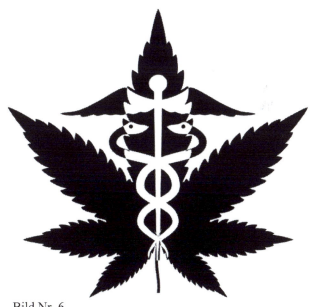

Bild Nr. 6

Wie soll CBD-Öl gelagert werden?

Das Öl ist überaus lichtempfindlich, daher sollte es in einer blickdichten Verpackung gekauft und anschließend kühl und dunkel aufbewahrt werden, z.B. im Kühlschrank. Die Haltbarkeit kann bis zu 2 Jahren betragen, soll es auch so lange gelagert werden, ist der Kühlschrank ungeeignet, da sich die Konsistenz des Produkts verändern kann. Hier wäre ein dunkler Keller o.ä. der bessere Ort.

Bild Nr. 7

Wie ist ein gutes Produkt zu erkennen?

Die „*Arge Canna*", ein Verein zur Unterstützung von Patienten/innen in Österreich hat hierzu umfangreiche Tests durchgeführt. Nach einem standardisierten Verfahren werden im Handel befindliche Cannabis-Produkte analysiert und zertifiziert, um größtmögliche Sicherheit und Transparenz zu schaffen. Anbietern und Herstellern wird die Möglichkeit zur Zertifizierung angeboten.

Die nachfolgenden Produkte tragen das Zertifikat für höchste Qualität:

1. „Bio Bloom Bio-Hanftropfen", Raw & Natural:

   Ein rein regional-biologisches Produkt, ausschließlich mit natürlich enthaltenen Cannabinoiden. Das Produkt wurde von der Aussaat bis zur Herstellung von „Arge Canna" begleitet. Die Laboruntersuchungen ergaben hervorragende Werte.

2. „Cannhelp Cannexol" aus Nutzhanfextrakt:

   Sowohl das Produkt mit 5% als auch mit 10% CBD ist aus gentechnisch freiem Nutzhanf gewonnen. Der Extrakt wurde in kontrolliert biologischem Hanfnussöl gelöst. „Cannexol" kann zur gesundheitsorientierten Anwendung empfohlen werden.

3. „Bio CBD-Öl", Greenfield Laboratory:

   Es ist das dritte zertifizierte Produkt aus einem engagierten Hanfshop mit Labor in Loeben/Österreich.

Es wurden mehrere Produkte als einwandfrei überprüft.

4. Aromakult „CBD & Terpene":

In der heimischen Hanfwirtschaft die bekannteste Marke „Aromakult" mit guten Laboranalysen und Recherche-Ergebnissen.

Produktchargen, Laboranalysen und Fotos aus Anbau und Produktion der vorgestellten Erzeugnisse können Sie hier sehen:

https://arge-canna.at/das-ac-pruefzeichen/

Ein qualitativ hochwertiges Öl enthält keine Stoffe wie Transfette, Maissirup, Verdünnungs- und Konservierungsmittel oder genmanipulierte, künstliche Zusatzstoffe. Die Inhaltsstoffe wie Cannabidiol, Flavonoide, Terpene und Phenole müssen bei der CO_2-Extraktion schonend zurückgeführt werden, nur so entsteht ein hochwertiges Öl, das auch schon niedrig dosiert positiv auf den Organismus wirkt.

Verschreibungspflichtige Medikamente auf Cannabis-Basis können künstlich hergestellte Cannabinoide enthalten.

Ein wichtiger Unterschied!

Um Klarheit bei den Begriffen zu schaffen: Bei Arzneimitteln mit Cannabis und medizinischem Hanf ist dasselbe gemeint. „Cannabis als Medizin" ist nicht damit gleichzusetzen. Arzneien mit Cannabis werden von der Pharmaindustrie mit synthetisch hergestellten Substanzen produziert, da sich die Pflanzen selber nicht patentieren lassen. Im Allgemeinen werden den künstlichen Inhaltsstoffen der Hanfpflanze noch weitere chemische Verbindungen zugesetzt, die u.U. starke Nebenwirkungen mit sich bringen. Medikamenten, die natürliche Cannabinoide aus der Pflanze enthalten, werden aber auch weitere synthetische Stoffe zugesetzt, um sie den jeweiligen Krankheiten anzupassen. Medizinisches Cannabis/Arzneimittel mit Cannabis darf in Deutschland nur von Ärzten verordnet werden und ist ohne Rezept nicht erhältlich.

Fazit: Oben beschriebene Präparate sind verschreibungspflichtige Arzneimittel mit synthetischen, im Labor erzeugten Cannabinoiden. Also – von Natur keine Spur!

Dagegen die Variante „Cannabis als Medizin".

Es gibt mehrere Möglichkeiten, Cannabis zu konsumieren. Meistens sind sie illegal, da sie einen zu hohen Wert des psychoaktiven Stoffes „Delta-9 THC" enthalten. Somit fallen sie unter das BTM (Betäubungsmittelgesetz) und sind verboten. Varianten unter einem Wert von 0,2% THC sind dagegen legal:

- Rauchen

- Cannabis-Kekse u.ä.
- Lutschtabletten
- Cannabis-Öl, CBD-Kapseln, Cremes und Salben
- Tinkturen.

Das richtige Verdampfen von Cannabis – der Vaporizer

Wer als Patient Cannabis ausschließlich zu medizinischen Zwecken konsumiert, sollte beachten, dass er die Substanz in wirksamer Menge aufnimmt. Die therapeutisch relevanten Wirkstoffe sind Cannabidiol (CBD) und Tetrahydrocannabinol (THC). Sie können dem Körper auf verschiedene Arten zugeführt werden. Es kommen infrage cannabinoidhaltige Medikamente wie Canemes® oder Sativex®, Dronabinol (isoliertes THC), isoliertes CBD, Cannabisblüten oder Cannabisblütenextrakte.

Cannabisblüten haben einige Vorteile: sie sind verhältnismäßig günstig, sie sind in unterschiedlichen Stärken zu bekommen und es kann auch ein Tee daraus zubereitet werden – dazu später mehr.

Die gängigste Art, die Inhaltsstoffe der Cannabisblüten aufzunehmen, ist die Inhalation durch einen Vaporisator. Die Substanzen gelangen über die Atemschleimhaut in den Organismus. Um ein optimales Ergebnis zu erzielen, müssen einige Faktoren berücksichtigt werden:

- die Auswahl der Blüten bzw. des Extraktes
- ein geeigneter Vaporizer
- die richtige Verdampfungstemperatur
- die richtige Dosierung finden – dazu später mehr.

Im Vergleich mit einer Tee-Zubereitung oder das Rauchen der Cannabisblüten hat das Inhalieren entscheidende Vorteile:

- Es kann eine große Menge der Stoffe aufgenommen werden. Beim Inhalieren gelangen ca. ein Drittel der Cannabinoide ins Blut, bei der oralen Einnahme von Extrakten oder Cannabis-Medikamenten nur etwa ein Neuntel.
- Schneller Wirkungseintritt schon nach wenigen Minuten. Im Vergleich zur oralen Einnahme, hier dauert es ca. 1 ½ Stunden, bis die Wirkung eintritt.
- Durch die schnelle Aufnahme in den Blutkreislauf kann die passende Dosierung der Wirkstoffe leicht bestimmt werden. Das ist besonders am Anfang hilfreich, so kann sich der Patient langsam an die vom Therapeuten empfohlene Dosierung herantasten.
- Beim Verdampfen bilden sich im Gegensatz zum Rauchen keine toxischen Substanzen, die dem Körper schaden.
- Aufgrund der Genauigkeit hochwertiger Vaporizer sind bei gleicher Einstellung auch gleiche Ergebnisse zu erreichen.

Ein entscheidender Vorteil des Verdampfens gegenüber dem Rauchen ist, dass keine gesundheitsschädlichen chemikalischen Substanzen entstehen, die über den Rauch aufgenommen würden. Zudem ist es sehr viel effektiver. Der Rauch von Cannabis besteht aus nur 20% Cannabinoiden, dagegen enthält der Dampf vom Verdampfen ca. 90% der wichtigen Cannabinoiden. Die Ausbeute ist also dementsprechend höher. Der nächste Vorteil ist der Geruch. Der Rauch von Cannabis ist meist tagelang im Haus wahrzunehmen, beim Verdampfen bleibt die Wohnung geruchsfrei.

Welche Form von Cannabis ist zum Verdampfen geeignet?

Je nach Geräteart können flüssige Extrakte, Granulate oder Blüten zum Einsatz kommen. Mit dem Modell „Volcano Medic" können zudem alkoholische Lösungen mit Dronabinol (z.b. bei Chemotherapie gegen Übelkeit zugelassen, muss vom Arzt verordnet werden) oder CBD-flüssige Extrakte verdampf werden.

Im Normalfall werden Verdampfer mit Cannabisblüten in zerkleinerter Form oder als Granulat befüllt. Um ein gutes Resultat zu erhalten, sind Granulate schon passend zerkleinert, was mit den Blüten allerdings noch geschehen muss. Hierzu können Kräutermühlen oder „Grinder" genutzt werden. Ein besonders gutes Ergebnis kann erreicht werden, wenn die Cannabisblüten kurz tiefgefroren werden. Wer aus medizinischen Gründen Cannabis inhalieren will, kann zusammen mit dem Antrag auf Kostenübernahme für Cannabis auch die Kosten für das Gerät beantragen. Zwei Geräte sind als Medizinprodukte zertifiziert:

1. Volcano, s.o., und 2. Vaporisator „Mighty", beides sind Erzeugnisse der Firma Storz & Bickel GmbH –

https://www.storz-bickel.com/eu/de/store.html

Beim „Volcano" handelt es sich um ein Tischgerät, mit dem auch flüssige Substanzen verdampft werden können. Zum Mitnehmen eignet er sich nicht, dafür empfiehlt sich der Hand-Vaporizer „Mighty". Verweigert die Krankenkasse die Kostenübernahme, können in Fachgeschäften und dem Internethandel verschiedene Geräte gekauft werden. Leistungsstarke Geräte zeichnen sich aus durch Temperaturgenauigkeit, Langlebigkeit und optimale Resultate. Für Einsteiger eignet sich ein vergleichsweise günstiges und gutes Modell: „*CFX Vape*" der Firma Boundless. Der kompakte, leistungsstarke und transportable Vaporisator zeichnet sich durch schnelle Aufwärmzeit und exakte Temperatureinstellung aus. CFX Vape verdampft sowohl Konzentrate als auch Cannabisblüten. Auch von den Krankenkassen wird das Inhalieren bevorzugt empfohlen, so liegt es nahe, dass sie auch die Anschaffungskosten für das Gerät übernehmen werden. Zurzeit ist das Prozedere der Antragstellung noch nicht einheitlich. Es kann ein Kostenvoranschlag verlangt werden, bei anderen Kassen ist die Leistung schon in der Heilmittelpreisverordnung festgelegt. Leider bleibt, wie so oft, nur der Weg, sich vorab gründlich zu informieren.

Der Grinder

Bevor Cannabisblüten verdampft werden können, muss man sie zerkleinern. Dafür eignet sich außer einer Kräutermühle ein sogenannter „Grinder". Das Gerät besteht aus zwei Teilen. Während der obere gedreht wird, zerkleinern die gegenüber stehenden Zähne das Pflanzenmaterial. Grinder gibt es aus Keramik, Holz, Kunststoff und Metall. Der Grinder sollte über scharfe Zähne verfügen, sich einfach reinigen lassen und langlebig sein. Ein erprobtes Produkt ist der Grinder von *LIHAO*. Es können damit auch Kaffeebohnen, Gewürze, Tabak und Pollen verarbeitet werden.

Die richtige Temperatur zum Inhalieren

Gerade zu medizinischen Zwecken so viel Cannabinoide (CBD und THC) wie möglich aus der Pflanze gelöst werden. Die Cannabinoide kommen in der Hanfpflanze nicht in Reinform vor, sondern als Carboxylsäuren (CBDA und THCA). Diese müssen durch Decarboxylierung zu den gewünschten Stoffen CBD und THC umgewandelt werden. Die genannte Decarboxylierung wird in der Regel durch Hitze eingeleitet. Hierfür ist die genaue Temperatureinstellung entscheidend. Sie sollte zwischen 180°C – 210°C liegen. Die Vorgehensweise ist wie folgt: Cannabis wird auf 180°C erhitzt, nach der ersten Inhalation wird die Temperatur auf 210°C gesteigert, dadurch werden möglichst viele Cannabinoide gelöst. Das Inhalieren wird solange fortgeführt, bis bei der Ausatmung kein Dampf mehr zu sehen ist.

Die richtige Dosierung

Nachdem Sie nun das Equipment zum Inhalieren kennengelernt haben, folgen jetzt Beispiele für Dosierungen mit Cannabisblüten:

1. Tag: 3-mal 15 mg der vom Arzt verordneten Sorte im Vaporizer

2. Tag: Wird die Dosis des ersten Tages gut vertagen, heute 3-mal 30 mg

3. Tag: wie Tag 2, nur heute 3-mal 45 mg.

So weiter verfahren, bis die gewünschte Wirkung eingetreten ist. Falls Nebenwirkungen, z.B. leichter Schwindel, auftreten, gehen Sie auf die vorher inhalierte Dosis zurück. Haben Sie die Dosis ermittelt, die Sie gut vertragen, können Sie auch die Einnahme-Frequenz ändern. Dabei können Sie zwischen 1-mal bis 8-mal täglich variieren.

Eine weitere Möglichkeit ist, dass Sie täglich 1,0 g Blüten pro Tag, verteilt auf 5 bis 8 Gaben, mit dem Vaporisator inhalieren.

Die dritte Inhalationsalternative ist, dass Sie in den Abendstunden 0,2 g, verteilt auf 2 Gaben, inhalieren.

Ihre individuelle Dosierungsanleitung erhalten Sie von Ihrem Arzt. Zeigen sie diese bei der Bestellung unbedingt Ihrem Apotheker. Bleiben Sie möglichst immer bei derselben Sorte, durch einen Wechsel kann sich die Wirkung verändern und Sie müssen die Dosierungsphase erneut durchlaufen.

In der Dosierungsphase ist von der Teilnahme am Straßenverkehr abzuraten. Wenn Sie sich wieder sicher fühlen, ist das aber kein Problem.

Die Herstellung von Cannabis-Tinkturen

Tinkturen sind nicht so sehr bekannt und zählen nicht unbedingt zu den verbreiteten Konsumarten. Nichtsdestotrotz ist die Herstellung eine interessante Angelegenheit, besonders auch für medizinische Zwecke. Bei dem Procedere werden den Pflanzenteilen die Cannabinoide und das THC durch Alkohol entzogen, bzw. extrahiert. Mit Tinkturen können exakte Dosierungen sichergestellt werden und sie können zu jeder Zeit diskret angewendet werden. Schon wenige Tropfen, unter die Zunge genommen, bewirken schnelle Effekte.

Tinkturen werden im Körper schnell aufgenommen, nach ca. 15 Minuten tritt die Wirkung ein. Beim Essen von Pflanzenteilen dauert es bis zu 1 ½ Stunden. Die Qualität der Tinktur hängt wesentlich von der Qualität der Blüten ab. Tinkturen bieten die Möglichkeit, Cannabis zu nutzen, ohne die schädlichen Aspekte des Rauchens. Sie haben eine intensive, langanhaltende Wirkung und sind geruchlos, solange das Fläschchen verschlossen bleibt.

Das Rezept

Zutaten:

- 90%-iger Alkohol (für den Verzehr geeignet, z.B. Ethanol)

- Buds nach Belieben (dazu gibt es später eine Liste)

- Ein Deckelglas

- Dunkle Tropfenflasche mit Pipette

Zubereitung: für 35 ml = 25 Tropfen werden 35 ml Alkohol und 1-6 g Pflanzenmaterial benötigt. 1 Dosis entspricht in der Regel 3-4 Tropfen. Die Pflanzenteile müssen trocken sein, feuchtes Material ist ungeeignet. Das Pflanzenmaterial wird am besten mit einem Grinder zerkleinert.

- Das Pflanzenmaterial zusammen mit dem Alkohol in ein Glas geben und mit dem Deckel verschließen. Das Material muss ganz mit Alkohol bedeckt sein.

- Die Mischung 1 Woche ziehen lassen, wobei sie einmal täglich geschüttelt wird.

- Nach der „Durchziehzeit" wird die Mischung durch ein feines Sieb gefiltert und in ein dunkles Pipettenfläschchen gegeben, UV-Strahlen würden das THC und die enthaltenen Cannabinoide zerstören.

- Die Tinktur kühl stellen.

Anti-Schmerz-Salbe mit Cannabis – selber herstellen

Von vielen Völkern der Weltgeschichte weiß man, dass Cannabis-Tinkturen und Salben äußerlich (topisch) angewendet wurden. Die neuere Forschung bestätigt eine antibakterielle, entzündungshemmende, schmerzlindernde Wirkung und weitere positive Eigenschaften. Cannabisprodukte können bei Allergien, Hauterkrankungen, zur Wundheilung, zur Schmerzbehandlung u.v.m. eingesetzt werden.

Es kann oftmals eine Reduzierung von Medikamenten erreicht werden. Salben mit Cannabis-Zusatz sind anders als herkömmliche Salben und Cremes. Sie bewirken keineswegs psychoaktiv, es ist nicht möglich, durch Eincremen „stoned" zu werden, trotzdem besitzen sie die entzündungsreduzierenden Eigenschaften von Cannabis. Sowohl CBD als auch THC wirken schmerzlindernd und gegen Entzündungen, auch eine Kombination mit anderen Heilpflanzen ist möglich.

Die Durchblutung wird gefördert und Giftstoffe besser ausgeschieden. Der schmerzende Bereich kann direkt behandelt werden, die Wirkstoffe werden im betroffenen Bereich durch die Haut aufgenommen und können dort lokal wirken.

Welche Sorten eignen sich zur Salben-Herstellung?

Zur Herstellung von Cremes und Salben eignen sich prinzipiell alle Cannabissorten. Um Schmerzen und Krämpfe zu lindern und die Muskulatur zu entspannen, werden jedoch „Indicas" und indicadominante Hybriden wegen ihres hohen CBD-Gehalts bevorzugt.

https://1000seeds.info/wordpress/produkt-kategorie/seedshop/kategorien/indica/

Die Herstellung der Salbe

Zutaten:

- 25-50 g Cannabisblüten und Blätter
- 25 g Bienenwachs
- 2 Tassen Kokosöl

Zubereitung:

- Das grob zerkleinerte Pflanzenmaterial in eine Auflaufform geben und bei 90°C 10 Minuten im Backofen erwärmen/decarboxylieren.
- Das Kokosöl in einem Topf langsam erwärmen und das Cannabis dazugeben.
- Die Cannabis-Kokosöl-Mischung für ca. 2 Stunden (je länger, desto besser) auf niedriger Stufe simmern, nicht kochen und etwa alle 10 Minuten umrühren.
- Danach die ölige Mischung durchfiltern (Kaffee- oder Stofffilter), um die Pflanzenteile zu entfernen.

- Das gefilterte Öl zurück in den Topf geben, leicht erhitzen und das Bienenwachs darin schmelzen.

- Die Mischung kann vom Herd genommen werden und je nach Wunsch und Verwendungszweck können 5 Tropfen Eukalyptus-, Lavendel-, Nelken oder Pfefferminzöl sowie Ingwer oder Arnika untergemischt werden.

- Die noch flüssige Masse wird in wiederverschließbare Behälter gefüllt und kühl gelagert.

Hinweis: Je nach gewünschter Konsistenz kann auch später noch Öl oder Wachs zugefügt werden. Durch Öl wird die Salbe flüssiger, durch Wachs fester.

Anwendung: Die Salbe kann alle 6-8 Stunden auf die schmerzenden Stellen aufgetragen werden. Um gute Resultate zu erzielen, sollte die Behandlung mindestens 14 Tage fortgeführt werden.

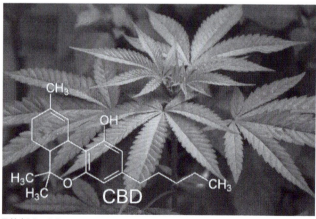

Bild Nr. 15

Herstellung und Dosierung von Cannabis-Pulver

Wenn Sie Ihr verordnetes Cannabis in Pulverform zu sich nehmen wollen, sind folgend die Anleitung zur Herstellung sowie Dosierungsempfehlungen aufgeführt.

1. Möglichkeit: Zunächst heizen Sie den Backofen auf 140°C vor. Dann 10 g Cannabisblüten auf eine Alufolie legen und diese auf einem Backblech in den Ofen geben. Nun etwa 15 Minuten erhitzen. Dann lassen sie die Blüten abkühlen und zerbröseln sie anschließend, z.B. mit einem Grinder oder einer Kräutermühle. Nun nehmen Sie ca. 30 mg ab und nehmen die Menge in drei gleichgroßen Dosen über den Tag verteilt zu sich, z.B. im Joghurt. Am Folgetag erhöhen Sie die Dosis auf 50 mg, am dritten Tag auf 70 mg.

   Verspüren Sie Nebenwirkungen wie Schwindel, gehen Sie auf eine niedrigere Dosis zurück. Ansonsten steigern Sie die Dosis, bis die erwünschte Wirkung einsetzt.

2. Möglichkeit: Zubereitung und Einnahme wie unter 1.

   Nur dass Sie hier 0,2 g abnehmen und auf drei Portionen verteilen.

Das nicht sofort benötigte Cannabispulver bitte im Kühlschrank lagern. Bei Ihrer Bestellung zeigen Sie die Dosierungsanleitung unbedingt Ihrem Apotheker.

Die Cannabis-Tee-Zubereitung

Um eine gute Wirkung zu erzielen, müssen einige Punkte beachtet werden. Die Inhaltsstoffe müssen vor oder bei der Teezubereitung aktiviert werden. Nach dem heutigen Wissensstand reicht es nicht aus, die Blüten mit heißem Wasser zu überbrühen.

Die Cannabisblüten müssen für die optimale Aktivierung längere Zeit höheren Temperaturen ausgesetzt sein. So kommt es wieder zur oben beschriebenen Decarboxylierung. Wieder müssen die Carboxylsäuren CBDA und THCA zu den aktiven Formen CBD und THC umgewandelt werden.

Hierfür gibt es unterschiedliche Methoden:

1. Die Decarboxylierung vor der eigentlichen Zubereitung: Die Cannabisblüten werden im auf 140°C aufgeheizten Backofen für 10 Minuten erhitzt, Anschließend können sie überbrüht werden.

2. Auch während der Teezubereitung funktioniert die Decarboxylierung, Die Cannabisblüten müssen bei der Methode lange genug mit Wasser gekocht werden.

Für einen Tee werden die Cannabisblüten (die Menge wird im Rezept beschrieben) in ca. 300-350 ml Wasser für eine Stunde in einem Topf mit geschlossenem Deckel gekocht. Es kann zu Beginn des Kochens ein Teelöffel Sahne oder Kokosfett zugegeben werden, so werden die Cannabinoide gebunden und die Aufnahme im Körper wird gefördert.

Der Cannabistee darf mit etwas Honig gesüßt werden, auch die Zugabe von etwas Kuh- oder Getreidemilch wird von vielen Anwendern empfohlen.

Je nach Vorliebe kann der Tee kalt oder warm getrunken werden. Der Tee kann auch für zwei Tage zubereitet und im Kühlschrank aufbewahrt werden, ohne dass er wesentlich an Wirkung verliert.

Wer auf die THC-Eigenschaften verzichten möchte oder es aufgrund von Art und Schwere der Erkrankung kann, könnte auch die Tee-Zubereitung aus CBD-haltigem Nutzhanf ausprobieren.

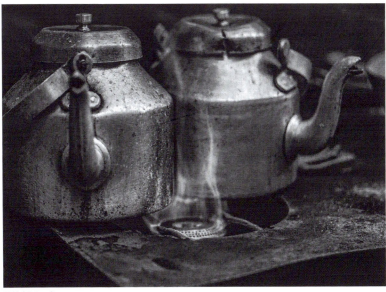

Bild Nr. 8

Nutzhanf oder Industriehanf

Nutzhanf ist frei verkäuflich, kann aber wie medizinisches Hanf gehändelt werden, wobei er weitestgehend frei ist von THC, zumindest überschreitet er die 0,2%-Grenze nicht. Eine Kostenübernahme seitens der Krankenkassen gibt es hier nicht.

Als Nutz- oder Industriehanf bezeichnet man die Sorten, die weder zur Drogen- noch zur Arzneimittelproduktion angebaut werden. Nutzhanf eignet sich zur Gewinnung von Fasern, Samen, fettem und ätherischem Hanföl. Das sich auch in Nutzhanf das Cannabinoid Cannabidiol (CBD) befindet, wurde er in neuerer Zeit auch zur Herstellung CBD-haltiger Produkte angebaut.

Im Gegensatz zu den CBD-haltigen Arzneimitteln, die nur mit Rezept erhältlich sind, sind CBD-haltige Nahrungsergänzungsmittel ohne Rezept zu bekommen. Letztere werden hauptsächlich als „ölige CBD-Tropfen" angeboten.

Eine günstigere Alternative dazu ist die Tee-Zubereitung aus Nutzhanf. Auch hierbei wird mittels Decarboxylierung die Aktivierung des Cannabidiols erzeugt. Wie israelische Wissenschaftler bestätigten, ist der Vorteil eines Tees aus CBD-reichem Nutzhanf, dass noch zahlreiche Inhaltsstoffe vorhanden sind, im Gegensatz zur Produktion mit dem isolierten CBD.

Die noch natürlicherweise verbliebenen Inhaltsstoffe verhelfen dem CBD zu besserer Wirkung.

Die CBD-Aktivierung bei Nutzhanf

Die Decarboxylierung der Nutzhanfblüten kann auch im Backofen stattfinden. Es muss nicht jede Portion einzeln hergestellt werden.

Es kann eine größere Menge Blüten bei 130°C in den Backofen gegeben und 15 Minuten lang erhitzt werden. Nach der Prozedur werden sie trocken und dunkel aufbewahrt.

Zur Teezubereitung werden die Blüten zerbröselt und mit kochendem Wasser übergossen. Dosierung: 1 Teelöffel Nutzhanfblüten auf 250 ml Wasser, abgedeckt 15 Minuten ziehen lassen und schluckweise trinken.

Für den besseren Geschmack und die leichtere Aufnahme der Inhaltsstoffe können Kuh-, Soja-, Mandel- oder Hanfmilch zugefügt werden. Geeignet ist auch ½ Teelöffel Kokosfett pro Tasse.

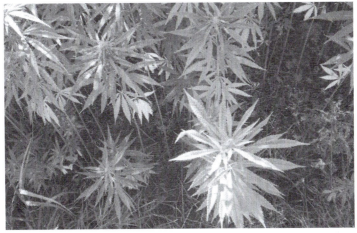

Bild Nr. 9

Die Decarboxylierung von Nutzhanf während der Zubereitung

Für einen Tee reicht ein gehäufter Teelöffel Nutzhanfblüten. Sie werden mit 330 ml Wasser und einem Teelöffel Kokosfett oder Sahne eine Stunde in einem Topf mit geschlossenem Deckel gekocht.

Auch hier wird das CBD durch das zugegebene Fett gebunden und erleichtert die Aufnahme ins Blut. Es kann auch gleich eine 3-Tage-Portion gekocht und im Kühlschrank aufbewahrt werden.

Tipp: Für mehr Terpene nach dem eigentlichen Kochvorgang dem fertigen Tee etwas Nutzhanf zufügen und mit aufgelegtem Deckel wieder 15 Minuten ziehen lassen. So werden Terpene, die sich durch das Kochen verflüchtigt haben, ersetzt.

Wie schon oben beschrieben, kann zur Geschmacksverbesserung und zur optimalen CBD-Aufnahme dem Tee etwas Honig und fetthaltige Milch zugefügt werden.

Die geeigneten Blüten für CBD-Tee

Darauf muss beim Kauf von Nutzhanf geachtet werden:

- Die Ware muss biologisch einwandfrei sein, also ohne Rückstände von Pestiziden o.ä.
- Der THC-Wert darf 0,2% nicht überschreiten.
- Der Gehalt von CBD sollte ausgewiesen und über 1,5% liegen.
- Im Verhältnis zum Blütenanteil sollte der Samenanteil gering sein.
- Eine Laboranalyse sollte Reinheit und Unbedenklichkeit bescheinigen.

Diese Voraussetzungen erfüllen z.B. der Futura-Hanfblüten-Tee sowie die Finola-Hanfblüten.

- Futura Hanfblüten – Bio-Qualität und hochverlesen aus Brandenburg. Die Blüten sind schonend luftgetrocknet, die Pflanzen wurden regional angebaut und nicht mit Chemikalien behandelt. Es handelt sich um legalen Nutzhanf, er wirkt in keine Weise berauschend und darf auch von Kindern getrunken werden.

- Finola Hanfblüten weisen einen hohen CBD-Gehalt von ca. 3% auf, sind ökologisch angebaut und 100% naturbelassen. Sie sind laborgetestet und kommen direkt vom Erzeuger. Der Hanf gilt durch den hohen Gehalt an Terpenen und CBD als der zurzeit hochwertigste Nutzhanf. Die Hanfblüten eignen sich außerdem als Zutat für Kräuterbutter, zum Backen, für Kräuterkissen, als Duftstoff und Badezusatz.

Eine Auswahl gibt es hier:

https://hanflinge.de/product/cbd-hanfbluetentee-finola/

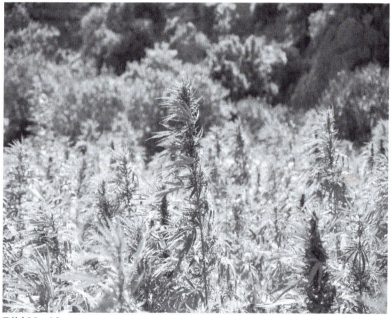

Bild Nr. 10

Hanfmilch selber herstellen

Hanfmilch kann problemlos und schnell hergestellt werden. Sie ist frei von Laktose, Milcheiweiß, Gluten, Soja und Cholesterin, liefert aber wertvolle Omega 3-Fettsäuren, Magnesium und Calcium. Sie stellt einen ausgezeichneten Ersatz für Allergiker und Veganer dar.

Für 500ml Hanfmilch:

- 200 + 300 ml Wasser
- 5 Esslöffel geschälten Hanfsamen
- 1 Prise Salz

Zunächst 200 ml Wasser, den Hanfsamen und Salz in einen Mixer geben und rühren lassen, bis eine cremige Flüssigkeit entsteht. Diese durch ein Sieb gießen und mit 300 ml Wasser auffüllen – das ist schon alles.

Wer seine Hanfmilch aromatisieren möchte, kann z.b. Zimt, Vanille, Honig oder Datteln mit in den Mixer geben. Im Kühlschrank hält sich die Milch etwa 3 Tage.

„Canna"-Honig aus eigener Herstellung

Ob auf dem Brot oder im Kaffee, Tee oder Joghurt – Honig ist immer eine Delikatesse. Mit folgendem Rezept kann er noch verfeinert werden:

Zutaten:

- 250 g Honig (der beste, der zu bekommen ist, keine Discounter-Ware
- 25 g Cannabis, nicht zu fein zerkleinert
- Kochtopf, Kochgarn, Einmalhandschuhe, Durchseihtuch

Zubereitung:

1. Das grob zerkleinerte Cannabismaterial wird fest in das Seihtuch eingebunden (wie ein Bonbon oder ein kleines Säckchen)

2. Das Säckchen in einen kleinen Topf legen und den Honig darüber gießen, so dass das Cannabis ganz bedeckt ist.

3. Nun den Topf auf den Herd stellen und bei ganz kleiner Flamme ca. 4 Stunden leicht simmern lassen – auf keinen Fall kochen.

4. Zwischendurch immer kontrollieren, ob das Säckchen noch komplett bedeckt ist, sonst mit einem Metalllöffel etwas nach unten drücken.

5. Nach abgelaufener Zeit (4 Std.) den Topf vom Herd nehmen und an einem dunklen Ort 24 Stunden ziehen lassen.

6. Am nächsten Tag kann das Säckchen aus dem Honig genommen werden, dazu die Einmalhandschuhe anziehen.

7. Das Cannabis-Säckchen gut auspressen und den Honig in ein Glas umfüllen. Fertig ist der Canna-Honig!

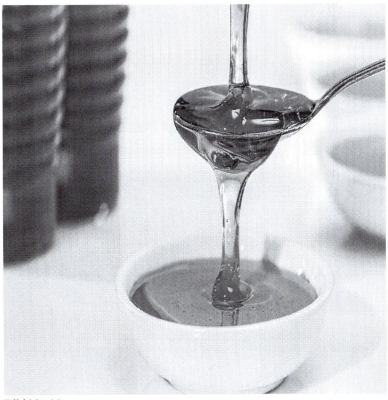

Bild Nr. 11

Die perfekte Canna-Butter – Basis für viele Rezepte

Zutaten:

- 250 g Butter
- Ca. 14 g Cannabis – je nach Qualität
- 1 Liter Wasser

Zubereitung:

1. Das Cannabis, es können außer den Blüten auch „Verschnitt" sein, wird fein gemahlen.

2. Das Wasser in einem Topf zum Kochen bringen und die Butter am Stück oder zerkleinert hineingeben.

3. Ist die Butter komplett geschmolzen, das Cannabispulver zufügen und die Hitze sofort reduzieren, sodass die Mischung nur noch simmert.

4. Jetzt braucht man Geduld, die Mixtur sollte den ganzen Tag köcheln, wenigstens aber 3 Stunden.

5. Zwischendurch umrühren und evtl. etwas Wasser nachfüllen.

6. Haben sich die Flüssigkeiten getrennt –Fett schwimmt oben-, ist die Butter fast fertig.

7. Im letzten Schritt wird die Masse durch ein Abseihtuch in einen Behälter gegossen und das Tuch ordentlich ausgepresst. Der im Tuch befindliche Cannabis kann noch weiter verwendet werden, z.b. in Salat-Dressings.

8. Im Behälter befindet sich nun eine Fett-Wasser-Mischung, sie muss bis zum nächsten Tag abkühlen und man kann dann die festgewordene Canna-Butter vom Wasser abnehmen. Die Butter hält gekühlt ca. 2 Wochen, eignet sich aber auch zum Einfrieren.

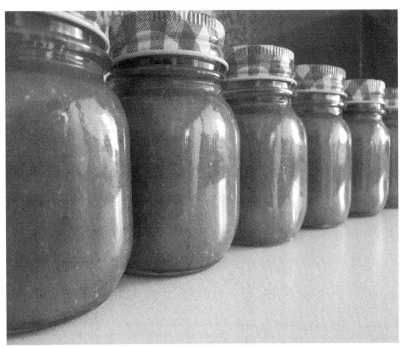

Bild Nr. 12

Canna-Öl, eine beliebte, vielseitige Zutat zum Backen und für Salatdressings

Es eignen sich verschiedene Ausgangsöle, je nachdem, für welche Speisen es später verwendet werden soll. Oliven-, Sonnenblumen- oder Rapsöl für Herzhaftes, Kokosöl für Süßes. Wichtig ist eine gute Qualität des Öles.

Zutaten:

- 30-35 g Cannabis, fein gemahlen aus Blüten und Verschnitt
- 250 ml Öl nach Geschmack

Zubereitung:

1. Cannabis und Öl werden in einen feuerfesten Topf mit Deckel gefüllt
2. Alles gut verrühren und den Backofen auf 90°C Ober/Unterhitze vorheizen
3. Den Deckel drauf – und ab in den Ofen
4. Die Ölmischung sollte ca. 12 Stunden langsam simmern und muss 1-mal je Stunde durchgerührt werden.
5. Nah den 12 Stunden das Öl durch ein ganz feines Sieb oder ein Abseihtuch gießen.
6. Das Öl in ein dunkles Fläschchen abfüllen.

Das Öl sollte nicht zu stark erhitzt werden. Möchte man es z.b. für eine Pilzpfanne nutzen, zuerst die Pilz wie üblich anbraten und als Finish etwas Canna-Öl dazugeben!

Canna-Sirup

Cannabisnutzer suchen oft nach neuen Wegen für ihre Medikation. Neben Cannaöl und –Butter gibt es noch eine Möglichkeit, die sich besonders für Getränke eignet. Canna-Sirup.

Zutaten:

- Ca. 7 g gutes, gemahlenes Cannabis
- 3 Tassen Zucker
- 3 Tassen Wasser
- 3 EL pflanzliches Glycerin

Zubereitung:

1. Das Wasser in einem passenden Topf zum Kochen bringen, Cannabis einrühren und die Temperatur auf „klein" herunterregeln.
2. Den Zucker dazugeben und rühren, bis es sich gelöst hat.
3. Nun kommt das Glycerin dazu, umrühren und 5-6 Minuten leicht sieden lassen und weiter rühren.
4. Der Sirup kann jetzt durchgesiebt werden (feines Sieb oder Tuch). Es wird klebrig, daher am besten Einmalhandschuhe tragen.
5. Den Sirup abkühlen lassen und in ein Fläschchen füllen. Vorsichtig herantasten, wie viele Tropfen oder Löffel für Getränke oder Süßspeisen benötigt werden!

Glycerin ist in Apotheken und Reformhäusern erhältlich, Es eignet sich hervorragend zum Lösen der Cannabinoide.

Cannabis-Spa und Cremes selbst herstellen

Wie hier bereits mehrfach gesagt und gezeigt, ist Cannabis eine Pflanze mit unzähligen, medizinisch äußerst wertvollen Eigenschaften, die Patienten helfen können, mit ihren Krankheiten zu leben bzw. diese sogar zu besiegen. Im Folgenden geht es um Produkte mit Cannabis aus dem Bereich Kosmetik und äußere Anwendung.

Als Basis für solche Produkte dienen frische oder getrocknete Blüten, Haschisch, Kief oder Trimmerblättchen. Dabei sollten immer die hochwertigsten Blüten verwendet werden, das gilt im Übrigen für alle medizinischen Anwendungen.

Üblicherweise dürfen Sie von Spa-Anwendungen mit Cannabis überhaupt keine psychoaktive Wirkung erwarten. Es sei hier erwähnt, dass es Cannabis-Mischungen gibt, die eine o.g. Wirkung haben können, wenn sie z.B. auf Schleimhäuten angewendet werden.

Hier nun einige Anleitungen und Rezepte, die sie selbst schnell herstellen können, da sie die Zutaten meist schon im Haushalt haben.

Olivenöl

Es eignet sich hervorragend für unterschiedlichste therapeutische wie kosmetische Rezepte, also auch für die äußere Anwendung. Es hat einen hohen Gehalt von Oleinsäuren, hilft dadurch anderen Inhaltsstoffen beim

Eindringen tief in die Haut. Es sollte jedoch hochwertiges Olivenöl (virgin) genutzt werden. Weitere übliche, häufig genutzte Bestandteile in Cremes, Lotionen und Bädern sind:

- Cayenne-Pfeffer
- Ingwer, sowohl als Pulver oder frisch
- Kurkuma-Pulver
- Ringelblume
- Rosmarin
- Schwarzer Pfeffer
- Thymian
- Zimt, in Stangen oder Pulver.

Diese Zutaten haben meist einen zusätzlichen gesundheitlichen Effekt.

Sonnenblumenöl

Es wird nicht so oft bei Cannabisöle verwendet, zieht aber ebenfalls gut in die Haut ein und bildet keinen Ölfilm auf der Haut. Es ist bei normaler und empfindlicher Haut geeignet. Die natürliche Schutzfunktion der Haut wird unterstützt und sie wird beruhigt.

Kakaobutter/Kokosöl/-fett

Beide Fette machen die Haut weich, geschmeidig und pflegen sie. Dabei zeichnet sich die Kakaobutter noch durch ihren Schokoladengeruch aus. Das Kokosfett wirkt durch seine Fettsäuren antimikrobiell, antiviral und antimykotisch, es reduziert zudem die Pilzaktivität, z.B. Candida albicans.

Salz

Es wird überwiegend für Badesalze mit Cannabis verwendet. Natürlich sollte man nicht das handelsübliche Speisesalz nehmen, sondern hochwertige Produkte, z.b. Himalaya-Salz oder Meersalz, da auch deren grobe Struktur vorteilhaft ist.

Ätherische Öle

Diese Öle geben den Cannabisölen nicht nur ihren eigenen Duft, sie haben auch noch therapeutische Wirkungen, können den Cannabiseffekt sogar noch steigern. Die folgenden Öle mit ihren Effekten werden oft bei Kosmetik und Spa verwendet:

1. Angelika: bei Mutlosigkeit, Depressionen, Angstzuständen

2. Basilikum: bei Kopfschmerzen, Migräne, schleimlösend, entspannend, beruhigend

3. Bergamotte: bei emotionalen Schwankungen, Schlaflosigkeit, Stress, hellt die Stimmung auf

4. Blutorange: bei Niedergeschlagenheit, Traurigkeit, appetitanregend, schlaffördernd

5. Eukalyptus: bei Fieber und Erkältung, regt die Durchblutung an, atemwegserweiternd

6. Ingwer: bei Krämpfen, Magenproblemen, Übelkeit, aufheiternd, entkrampfend

7. Kamille: bei Hautkrämpfen, Migräne, entzündungshemmend, beruhigend

8. Lavendel: bei Erschöpfung, Schlafstörungen, Unruhe, Verspannungen

9. Lemongras: anregend, erfrischend, entwässernd

10. Limette: bei Mutlosigkeit, Kraftlosigkeit, anregend, erheiternd

11. Mandarine: appetitanregend, ausgleichend, beruhigend, bei Ängsten

12. Melisse: ausgleichend, harmonisierend, bei Konzentrationsschwäche

13. Minze: erfrischend, kühlend, konzentrationsfördernd

14. Sandelholz: beruhigend, schleimlösend, bei Nervosität

15. Teebaum: bei Erkältung, Insektenstichen, desinfizierend

16. Thymian-weiß: bei Erkältungen, körperlicher Schwäche, wärmend

17. Zedernholz: bei Unruhe, Nervosität

18. Zimt: wärmend, desinfizierend, spannungslösend, regt Kreativität an

19. Zitrone: erfrischend, lockernd.

Aloe Vera

Es hat sowohl pflegende als auch heilende Wirkung auf die Haut. Frisch aus der Pflanze geschabt und evtl. noch kurz püriert lässt es sich gut unter Lotionen und Cremes mischen. Aloe Vera macht sie auch noch streichfähiger.

Bienenwachs

Wird für die äußerliche Anwendung in Cremes und Salben verwendet, dadurch bleibt das Produkt fester, geschmeidiger und cremiger. Es sollte jedoch naturreines, biologisches und gefiltertes Wachs eingesetzt werden, das sich für die Kosmetika-Herstellung eignet.

Blütenwasser/Hydrosol

Sie werden für die natürliche Aromatisierung von Cannabis-Rezepten verwendet. Es gibt sie fertig im Handel z.b. als Orangenblütenwasser, Rosenwasser o.ä. Das Wasser sollte Lebensmittelqualität haben, es sollte nur Zitronensäure und destilliertes Wasser enthalten.

Getrocknete Cannabisblüten

Zu guter Letzt der wichtigste Bestandteil – die Blüten der Cannabispflanze. Es können sowohl Cannabisblüten als auch die Trimmblättchen verwendet werden. Im Prinzip kann man jede Sorte mit hohem Cannabinoid-Gehalt für die Cannabiscremes oder Mischungen einsetzen. Je höher der CBD-Gehalt, desto besser ist ihre therapeutische Wirkung. Die Blüten sollten immer schädlingsfrei und frei von Verunreinigungen sein.

Rezept für ein Cannabis-Massageöl/Cannabis-Creme

Vorab sei gesagt, dass das Cannabisöl aus dem Rezept am besten im Kühlschrank gelagert werden sollte, um die cremige Konsistenz zu erhalten. Im Gefrierschrank erhält man eine feste Creme. Man kann die Creme bei Raumtemperatur etwas verflüssigen, so erhält man ein sehr gutes Massageöl.

Die Cannabisblüten müssen sich auch hier einer Decarboxylierung unterziehen, damit sie ihre Inhaltsstoffe abgeben können.

Hier nun das Grundrezept, das als Basis für andere Rezepte, Mischungen und Öle dienen kann. Es können jedoch noch Kräuter, natürliche Aromen oder Heilpflanzen zugesetzt werden. Ohne diese Zusätze ist es besonders bei sensibler Haut bestens geeignet.

Für alle folgenden Rezepte gilt: Bitte vermeiden Sie, dass die Öle oder Salben in die Augen oder auf die Schleimhäute gelangen!

Zutaten:

- 250 ml Olivenöl
- 3,5 g getrocknete Cannabisblüten oder
- 1-2 g Kif oder
- 7 g Cannabis-Trim
- Kräuter o.ä. – nach Belieben
- 725 ml Wasser

Zubereitung:

1. Alle Zutaten in eine Pfanne geben und leicht zum Köcheln bringen.

2. Bei schwacher Hitze die Mischung nun 60-90 Minuten simmern lassen. Evtl. weitere Wasser angießen. Die Cannabisblüten sollen nicht verbrennen.

3. Danach die Ölmischung durch ein Sieb oder feinmaschiges Tuch in ein desinfiziertes Gefäß seihen, das gesamte Öl gut abtropfen lassen.

4. Öl und Wasser trennen sich bei Raumtemperatur nach einiger Zeit. Dann das Gefäß etwa 1 Stunde in den Gefrierschrank oder die Truhe stellen. Das Öl ist dann sehr fest.

5. Das Öl wird nun mithilfe eines warmen Löffels aus dem Wasser genommen und in ein sauberes Gefäß gefüllt. Nun nur noch kühl und dunkel lagern.

Weitere Varianten des Öls

- Zimtzusatz zum Basisrezept hat sowohl therapeutische als auch wärmende Wirkung. Kalte Hände oder Füße werden warm, es hat entzündungshemmende Wirkung, hilft bei Arthritis, Rheuma und Schmerzen. Zudem bekommt das Öl oder die Salbe einen sehr angenehmen Duft. Der Zimt kann sowohl als ganze Stangen (5 Stück) oder als Pulver (4 g) verwendet werden.

- Spicy-Massageöl. Hier werden Ingwerpulver (5 g) oder frische Ingwerwurzel (15 g), Zimtpulver (2 g) und Cayennepfeffer (1/2 TL) zugegeben. Dieses Öl ist wärmend und entzündungshemmend und bietet sich als gutes Antischmerzmittel an.

- Frisches, kühlendes Massageöl. Die Zutaten sind außer der Grundsalbe Majoran, Minzeblätter, Kamille und Thymian, von jeder Sorte 3 Gramm und getrocknet.

- Juicy Fruits-Öl. Hier werden folgende frische Früchte zugefügt: Buddha-Finger, Rosenblätter, Limette/Zitrone oder Zitrusöle, frische Minze oder Rosmarin, naturreines Orangenöl. Diese Zutaten kommen bereits mit dem Olivenöl und den Blüten in die Pfanne und werden mit erhitzt.

- Kaneh Bosem Heilöl. Die Zutaten für dieses Öl, das angeblich schon Jesus einsetzte, sind:

-120 ml Olivenöl
-120 ml Cannabis-Grundöl
-15 Tropfen ätherisches Myrrhe-Öl
-6 Tropfen ätherisches Öl Zimt- Cinnamomum cassia
-3 Tropfen ätherisches Öl Ceylon Zimt.

Alle Zutaten in einem sterilen Glasgefäß mischen; es kann sofort verwendet werden.

CBD-Öl auch für Haustiere

Da auch Fische, Säugetiere und Weichtiere das Endocannabinoid-System (ECS) haben, kann auch ihr Wohlbefinden mit CBD-Öl verbessert werden und sie können von CBD bei Erkrankungen profitieren. CBD-Öl wirkt im Körper der Tiere genauso wie beim Menschen. Das CBD haftet sich an die CB1 + CB2-Rezeptoren, die sich über den gesamten Körper verteilen, aktiviert dadurch das körpereigene System, das dauerhaft versucht, den Körper im Gleichgewicht zu halten. Gerät z.B. ein Tier in eine stressige Lage, hat es Schmerzen oder Angst, kann CBD-Öl im Tierkörper anfangen, seine Funktion auszuüben.

Zwar produzieren Tierkörper auch eigene Cannabinoide, diese werden aber durch CBD unterstützt, falls die körpereigenen nicht ausreichen. Das führt zu einem ausgeglichenem und im Gleichgewicht befindlichen Tier. Studien weltweit haben gezeigt, dass CBD-Öl als Unterstützung zur medizinischen Versorgung gute Ergebnisse erbrachte.

CBD-Öl hat auch bei Tieren einen Nutzen, die nicht körperlich oder psychisch erkrankt sind. Die in den Studien getesteten Hunde, Katzen und Pferde zeigten folgende Wirkungen:

- waren entspannter und ruhiger

- ihr Stress- und Angstlevel war reduziert

- chronische Schmerzen wurden gelindert

- neurologische Funktionen wurden verbessert
- waren beweglicher und aktiver
- die Verdauung wurde unterstützt
- das Immunsystem wurde unterstützt
- Hilfe bei den letzten Stunden im Leben des Tieres.

CBD-Öl kann bei vielen physischen und psychischen Erkrankungen und Störungen helfen. Es wird deshalb oft eingesetzt bei:

- Angststörungen (z.B. der Hund hat Angst, allein zuhause zu bleiben)
- Verringerung von altersbedingten Symptomen
- schlechte Wundheilung
- Infektionen
- Überwindung von Fettknötchen
- Epileptische Anfälle
- Schmerzen
- Hautproblemen (z.B. Juckreiz, Ekzeme)
- Haarausfall
- Erbrechen und Verdauungsstörungen
- Krebs
- Psychische Störungen aller Art u.v.m.

Es muss erwähnt werden, dass CBD-Öl kein Wundermittel für Tiere ist, aber durchaus zur Reduzierung bzw. Verbesserung von Symptomen führen kann. Niemals sollten Sie durch Ihren Tierarzt verordnete Arzneien absetzen, ohne vorher mit ihm gesprochen zu haben.

Bisher gab es keine Rückmeldung, in denen von Nebenwirkungen oder Wechselwirkungen die Rede war. Weder bei gleichzeitiger Einnahme von Medikamenten noch bei Nahrungs-ergänzungsmitteln.

Anwendung und Dosierung bei Tieren

- Als Nahrungsergänzung: CBD-Öl mit geringem CBD-Gehalt

- Bei schwer erkrankten Tieren: Zu Beginn 2%-5% es CBD-Öl, Steigerung auf z.b. 10% ist möglich, wenn eine Gewöhnung stattgefunden hat.

Bei den Dosierungen kommt es auch auf das Körpergewicht des Tieres an. Am Beispiel eines Hundes verdeutlicht heißt das: 2 Tropfen Öl pro 5 kg Gewicht täglich unter das Futter gemischt. Sie müssen die beste Dosis jedoch selbst herausfinden.

Auch hier gilt: mit einer niedrigen Dosis anfangen und dann langsam steigern, meist reicht eine Gabe pro Tag. Nur bei ernsten Krankheiten müssen evtl. 2-3 Portionen gegeben werden. Da nicht bekannt, müssen sie sich über Nebenwirkungen keine Gedanken machen. Auch wirkt eine größere Menge CBD-Öl nicht automatisch besser und schneller. Sie sollten dem Tier CBD-Öl mindestens 3 Wochen am Stück verabreichen, nach etwa 3 Monaten sollten Sie eine wenige Tage dauernde Pause einlegen.

Insgesamt also gute Nachrichten für Ihr Tier!

Erfahrungsberichte

Rudolf D.: „Ich musste gegen Angstzuständen, Depressionen, Fibromyalgie uns Schmerzen insgesamt 23 Medikamente einnehmen. Nach der Verwendung von Medizinalhanf konnte ich 22 Medikamente absetzen."

Katrin B.: „Ich bin Schmerzpatientin. Aufgrund eines Geburtstraumas an der Lende wuchs mein Bein nicht richtig mit. Ich habe einen langen Leidensweg hinter mir, der von Medikamenten und Nebenwirkungen geprägt war. Medizinisches Cannabis hat mir und meinen Kindern ein neues Leben geschenkt."

Jakob M.: „Ich wurde geboren mit einer Darm Malrotation, leide nach einer Operation unter andauernden Schmerzen, die mich zur Einnahme großer Mengen Schmerzmitteln zwang. Erst durch die Einnahme von Medizinalhanf sind diese Schmerzen einigermaßen erträglich."

Uwe K.: „Ich erlitt einen Bandscheibenvorfall mit starken Schmerzen. Selbst starke Opiate haben meine Schmerzen nicht deutlich verringert. Durch Cannabis sind die Schmerzen um etwa 70% reduziert."

Roswitha S.: „Ich habe mir bei einem Unfall zwei Halswirbel gebrochen und konnte nur noch meinen Kopf bewegen. Ich habe kaum noch Kontrolle über meinen Körper und leide neben Schmerzen, Spasmen und Verspannungen auch unter den Nebenwirkungen der Medikamente. Durch die Wirkstoffe CBD und THC kann ich mich jetzt etwas entspannen und bin auch psychisch besser drauf."

Ein Patientenschicksal. Die 43-jährige erfolgreiche Grafikerin Franziska aus der Schweiz brach sich bei einem Unfall mehrere Halswirbel, ist seitdem gelähmt, kann nur den Kopf bewegen. Gegen Krämpfe und Schmerzen nutzt sie täglich CBD und THC. Sie kritisiert die Cannabis-Situation in der Schweiz. Im Interview ihr Leidensweg und der Kampf mit Versicherungen und Bürokratie:

https://www.leafly.de/leafly-de-patientenakte-franziska-quadri-43-tetraplegie-zuerich/

Kritik am Cannabis-Gesetz

Prof. Dr. Mathias Mäurer, Chefarzt der Neurologie am Klinikum Würzburg Mitte, hat seine eigene Meinung über das Cannabis-Gesetz. Hier sein Interview:

„Herr Professor Mäurer, verordnen Sie Ihren Patienten Cannabis?"

Mäurer: *„Ja, sogar regelmäßig. MS-Patienten bekommen es vor mir gegen Spastiken, und in begründeten Fällen verordne ich es auch chronischen Schmerzpatienten. Ich verschreibe aber grundsätzlich nur Fertigarzneimittel, denn nur da kenne ich die exakten Inhaltsstoffe und Dosierungen."*

„Bei Cannabis-Blüten ist das nicht der Fall?"

Mäurer: *„In Cannabis-Blüten variiert der Gehalt an THC und Cannabidiol (CBD) in Abhängigkeit von der verwendeten Blüte, außerdem sind neben den beiden Wirkstoffen noch eine Vielzahl anderer Substanzen enthalten. Zudem hängt die Freisetzung der Inhaltsstoffe stark vom Grad der Erhitzung ab. Je nachdem, ob ich Cannabis rauche, einen Tee davon koche oder es in Keksen verbacke, habe ich eine unterschiedliche Wirkstoffkonzentration. Ich halte das für problematisch, weil ich letztlich überhaupt nicht abschätzen kann, was der Patient zu sich nimmt – und der Patient weiß es somit auch nicht."*

„Dann halten Sie wahrscheinlich auch nicht viel vom Cannabis-Gesetz, das ja eben auch Blüten zum medizinischen Gebrauch erlaubt?"

Mäurer: *„Ich finde, dass das Gesetz unsere guten Grundsätze der evidenzbasierten Medizin konterkariert. Aus gutem Grund werden Arzneimittel in aufwändigen Studien geprüft, um ausreichende Daten zu Wirksamkeit und Sicherheit zur Verfügung zu haben, bevor wir eine neue Behandlung einführen. Diesen Weg hat der Gesetzgeber mit dem Cannabis-Gesetz verlassen. Die Anwendung von Cannabis-Blüten ist für mich ein Rückschritt in die mittelalterliche Medizin."*

„Aber Cannabis darf ja nur als Ultima Ratio verschrieben werden, also wenn Patienten nichts anderes mehr hilft. Keine gute Idee?"

Mäurer: *„Dafür hätte es kein Cannabis-Gesetz gebraucht, auch vor Einführung des Gesetzes gab es die Möglichkeit zur Sonderverordnung von Cannabis in medizinischen Indikationen. Es musste eine Genehmigung beim BfArM eingeholt werden. Außerdem gibt es auch seit mehreren Jahren Fertigarzneimittel, die entweder THC und/oder CBD enthalten, mit denen man das Wirkprinzip im Einzelfall austesten kann. Das Gesetz ist auch deswegen keine gute Idee, weil aus meiner Sicht auch der Patient ein Recht darauf hat, über die Risiken und Nebenwirkungen von Cannabis in einer bestimmten Indikation Bescheid zu wissen."*

„Könnten mehr Studien Klarheit schaffen?"

Mäurer: *„Das ist der nächste Punkt, der mich an dem Gesetz stört. Cannabis ist eine - interessante Substanz, die unter Umständen in ganz unterschiedlichen medizinischen Indikationen von Wert sein könnte. Durch das Cannabis-Gesetz, das ja letztlich die Verordnung in vielen*

Indikationen unter bestimmten Voraussetzungen freigibt, gibt es letztlich keinen Anreiz mehr für die Hersteller, Cannabis weiter wissenschaftlich zu erforschen und vernünftige klinische Studien bei unterschiedlichen Indikationen durchzuführen. Das ist ja durch die aktuelle Liberalisierung nicht mehr notwendig."

„Was weiß man denn bisher über Cannabis?"

Mäurer: „Es gibt eine ganz gute Evidenz für die Behandlung von Spastiken sowie zur Behandlung von Übelkeit im Rahmen einer Chemotherapie und Appetitstörung bei HIV-Infektionen. Etwas geringere Evidenz existiert für die Behandlung chronischer Schmerzen. Bei allen anderen Indikationen ist die Evidenzlage eher dünn. Ich selbst verordne Cannabis häufig bei MS-Patienten zur Behandlung der Spastik. Es ist aber nicht so, dass es grundsätzlich konventionellen antispastischen Medikamenten überlegen ist und es einen großen Aha-Effekt gegeben hätte, als ein Cannabis Fertigarzneimittel zur Spastiktherapie verfügbar war. Manche Patienten kommen sehr gut damit zurecht, andere eben weniger."

„Die Nachfrage nach medizinischem Cannabis ist allein in den ersten neun Monaten nach dem Gesetzesbeschluss um 500 Prozent gestiegen. Gibt es wirklich einen so hohen Bedarf?"

Mäurer: „Den Bedarf halte ich für stark überzogen. Ich glaube, dass wir für die Indikationen, für die Cannabis jetzt angefragt wird, deutlich bessere und vor allem geprüfte Fertigarzneimittel haben. Aber ich denke, es gibt Patientengruppen, die leider mehr Vertrauen in die Blüten der Hanfpflanze haben, weil es „natürlicher" und damit aufregender ist, als ein ausgereiftes und exakt untersuchtes und getestetes Produkt eines pharmazeutischen Herstellers. Wahrscheinlich ist es eine Strömung unserer Zeit, dass vielen Menschen die Errungenschaften unseres Gesundheitssystems so selbstverständlich vorkommen, dass Sie den Wert einer qualitativ hochwertigen Arzneimittelversorgung gar nicht mehr zu schätzen wissen – und dann eben anfällig für unsinnige Alternativen werden. Und dann darf man eben auch nicht vergessen, dass Cannabis-Blüten natürlich auch ein beliebtes Rauschmittel sind."

„*Viele Mediziner denken wie Sie. Warum glauben Sie, hat der Gesetzgeber dennoch das Cannabis-Gesetz beschlossen?*"

Mäurer: „Der öffentliche Druck war zu groß, Schwerkranken etwas vorzuenthalten. Das möchte kein Politiker auf die eigene Kappe nehmen. Letztlich glaube ich, geht es auch um eine Legalisierung „light."

„*Interessant. Wahrscheinlich sind Sie auch kein Freund einer Legalisierung von Cannabis?*"

Mäurer: „Wissen Sie, es gibt sehr viele junge Menschen, die nach dem ersten Joint mit einer akuten Psychose in die Psychiatrie eingeliefert werden – und für die Hirnfunktion ist Cannabis wahrscheinlich auch nicht ganz unproblematisch. Es stimmt zwar, dass die Droge Alkohol ein noch viel größeres Problem in Deutschland ist. Unsere aus meiner Sicht viel zu lockere Handhabung von Alkohol hat natürlich noch viel größere gesundheitliche Folgen. Aber deswegen eine andere Droge freizugeben, ist sicher nicht der richtige Weg."

Die wichtigsten Länder in der Cannabisforschung

Die Länder, die in der Forschung die Nase vorn haben und ihre wichtigsten Erkenntnisse:

1.) Israel: Der Forscher Raphael Mechoulam (Hebräische Universität Jerusalem) entdeckte das Endocannabinoid-System im Nervensystem, stellte das erste Mal CBD synthetisch her, isolierte THC aus Cannabis, Studie „Wirkung von CBD auf Epilepsie-Patienten".

Heute forscht er an der Behandlung von Asthma-Patienten mit Cannabis. Die israelische Regierung fördert die Forschungsarbeiten. Sie ermöglichte ein Programm, das es Patienten und Forschern erleichtert, an die erforderlichen Substanzen zu kommen, woraus zahlreiche Erkenntnisse gewonnen werden konnten.

2.) Tschechische Republik: 2015 wurde das „International Cannabis und Cannabinoide Institute (ICCI)" in Prag gegründet und ist seither das ideale Forschungszentrum um medizinisches Cannabis.

Seit 2013 ist medizinischer Cannabis legal. Patienten können es selbst anbauen oder auf Rezept bekommen. Die Versorgung durch die Apotheken ist noch nicht optimal, da die Preise sehr hoch sind.

3.) Kanada: Im Oktober 2018 wurde Cannabis auch zum Genuss freigegeben. Von der medizinischen Wirkung war man jedoch schon früher überzeugt. Das Land hat in 14 verschiedenen Projekten zur weiteren Erforschung von Cannabis investiert. Zum Beispiel gibt es zurzeit eine klinische Studie zur Auswirkung von Cannabis auf die chronische Lungenerkrankung COPD. Es wird erprobt, ob verdampfter Cannabis wirksam, sicher und gut verträglich ist.

Das kanadische „Zentrum für Substanzgebrauch und – sucht" hat eine Forschungsagenda festgelegt zu den gesundheitlichen Auswirkungen der nichtmedizinischen Anwendung. Es sind etwa 50 Experten und Arbeitsgruppen aus Gesundheitswesen, Prävention, Strafverfolgung, akademischen Organisationen usw. vertreten.

4.) Spanien: In Spanien ist medizinisches Cannabis, das THC enthält, nicht legal, trotzdem gibt es viele Forschungen, z.b. der programmierte Zelltod durch THC beeinflusst werden kann. Im Jahre 2000 wurde Ratten synthetisches THC injiziert, um Gehirntumore zu behandeln. Bei etwa einem Drittel der Tiere hatte man Erfolg und konnte ihr Leben um etwa sechs Wochen verlängern.

Im Jahre 2002 gelang die Zerstörung unheilbarer Hirntumore bei Ratten durch THC-Injektionen. Neu gegründet ist das spanische „Observatorium für medizinischen Cannabis (OECM)". Zum Team gehören einige der renommiertesten Cannabis-Forscher der Welt, wie Dr. Franjo Grotenhermen und Raphael Mechoulam, Israel – siehe oben. Das Observatorium fördert die Arbeiten der Mitglieder und unterstützt laufende Forschungen um den medizinischen Cannabis.

5.) Niederlande: Durch die liberale Einstellung, man denke an die Coffeeshops, gibt es hier keine Probleme. Seit 2003 können Patienten medizinischen Cannabis in Apotheken erhalten. Neben Israel und Kanada haben die Niederlande ein gefördertes Programm für medizinischen Cannabis. Die Produktion für medizinische Zwecke und auch die Forschung wird kontrolliert vom „Bureau voor Medicinale Cannabis".

„Bedrocan", die führende Firma im Bereich medizinisches Cannabis führt ständig breit angelegte Studien durch und kooperiert auch mit Forschungszentren weltweit. Zurzeit wird die Auswirkung Vaporisierung und Inhalation von Cannabis auf Fibromyalgie-Symptome getestet.

6.) Uruguay: Hier ist sowohl Konsum wie auch Herstellung, Verkauf und Export von Cannabis legal. Uruguays Staatsoberhäupter gaben bekannt, das Land für die medizinische Forschung zu Cannabis zu öffnen und laden Forscher ein, mitzuwirken. Es gibt allerdings Beschwerden, dass zu wenig Geld zu Forschungszwecke bereitgestellt wird, das könnte sich durch größere Exporte allerdings ändern. Präsident Vazquez kündigte die Eröffnung einer privaten Produktions- und Forschungs-einrichtung für Cannabis an.

7.) USA: In 33 Bundesstaaten ist Cannabis legalisiert worden, in 14 weiteren wird der THC-Gehalt eingeschränkt. In Bezug auf medizinischen Cannabis gibt es erhebliche Unterschiede zwischen den Bundesstaaten, z.B. Art und Weise der Herstellung, des Vertriebs und Konsums und unter welchen medizinischen Voraussetzungen es angewendet werden darf.

Die Cannabisforschung hat immer noch mit Vorurteilen und bürokratischen Hürden zu kämpfen. Trotzdem gibt es zahlreiche wissenschaftliche Studien zum Thema, beispielsweise dass die konsumierte Opioid-Menge abgenommen hat, wenn Patienten vom medizinischen Effekt des Cannabis profitieren konnten.

Sicherlich wird in den nächsten Jahren noch einiges zu hören sein, es gibt neben THC und CBD noch etwa 1.000 Wirkstoffe der Cannabispflanze, die noch nicht erforscht sind.

Es steckt noch viel in den Kinderschuhen, doch das enorme Potenzial der Hanfpflanze erkennen immer mehr Regierungen.

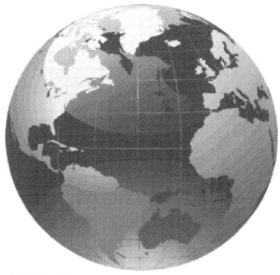

Bild Nr. 13

Neuigkeiten aus der Branche

Cannabiszäpfchen: Staci Gruber, Professor für Psychiatrie an der *Harvard Medical School* plant eine Beobachtungsstudie mit 400 Frauen, die das Zäpfchen gegen Menstruations-beschwerden nutzen. Das kalifornische Cannabis-Unternehmen „Foria Wellness" produziert die Zäpfchen und finanziert die Studie. Ein Zäpfchen enthält 60 mg THC, 10 mg CBD und Kakaobutter. Auf US-Bundesebene ist Cannabis noch immer verboten, daher wäre es einfacher, nur Produkte mit CBD herzustellen, doch in diesem Fall käme der Entourage-Effekt (ein Pflanzenstoffgemisch besitzt eine höhere Aktivität als isolierte Substanzen) nicht zum Tragen, erklärte der Foria-Chef Mathew Gerson:

„Wir wissen jetzt, dass sie in dem Moment, in dem sie die Pflanze in ihre Einzelteile zerlegen, etwas von ihrer Wirkung verlieren".

Die Wirkungsweise der Zäpfchen beruht auf der Blockade des Schmerzempfindens und dem Einfluss auf die Nervenenden von Gebärmutter, Eierstöcken und des umliegenden Gewebes.

Rack Morton Barke, Gynäkologe und medizinischer Direktor des Medical Marijuana Evaluation Center, Kalifornien, führte dazu aus:

„Wir wissen, dass Cannabis Schmerzen lindert. Wir sehen viele Patienten mit Dysmenorrhoe (schmerzhafte Menstruationszyklen). Es ist eine großartige Möglichkeit, ihnen zu helfen".

Weitere Untersuchungen sind notwendig, um die Wirksamkeit sowie eventuelle Nebenwirkungen belegen zu können.

Cannabisanbau in Deutschland. Nun können also Patienten in Deutschland bei schweren Erkrankungen unter Umständen legal medizinischen Cannabis erhalten, mit Rezept und von der Krankenkasse gezahlt. Doch den steigenden Bedarf kann man bisher nur durch Importe sichern. Doch das wird sich nun ändern – im Herbst 2020 wird die erste Ernte in Deutschland erwartet.

Gerade Patienten, die unter starken Schmerzen leiden und bei denen herkömmliche Schmerzmittel versagen, setzen große Hoffnungen in Cannabis-Präparate. Obwohl seit März 2017 offiziell zugelassen, ist es oft kompliziert, an die Mittel heranzukommen.

Dem BfArM –Bundesinstitut für Arzneimittel und Medizinprodukte- liegen 79 Angebote vor von Bietern, die Cannabis zu medizinischen Zwecken anbauen wollen. Es geht um die Ernte von 10.400 kg Cannabis in vier Jahren, die unter Kontrolle einer staatlichen „Cannabis-Agentur" erzeugt und vertrieben wird. Diese Agentur wird beim BfArM angesiedelt sein. Ihre Aufgabe ist die Kontrolle über

- Anbau
- Ernte
- Verarbeitung
- Qualitätssicherung

- Lagerung

- Verpackung.

Weiterhin kontrolliert sie die Abgabe an Händler, Apotheken oder Hersteller von Cannabis-Präparaten. Natürlich wird der Cannabis nur zu medizinischen Zwecken angebaut.

Es wird nur über Apotheken vertrieben und muss alle Vorgaben aus dem Arznei- und Betäubungsmittelrecht erfüllen. Das BfArM darf bei der Abgabe des Cannabis weder Gewinne noch Überschüsse erwirtschaften.

Ein Anbaugebiet soll in Sachsen-Anhalt entstehen. Die „Volksstimme.de" schrieb am 13.08.2018 dazu:

Kommt der Cannabis-Anbau?

13.08.2018

Im Bundestag wird diskutiert, Cannabis für die kontrollierte Abgabe anzubauen. Eine Idee für Sachsen-Anhalt?

Von Bernd Kaufholz ›

Magdeburg l Die bildhafte Zukunftsperspektive für die neuen Bundesländer hat Altbundeskanzler Helmut Kohl 1990 mit dem Begriff „blühende Landschaften" ausgedrückt. Sicherlich nicht gemeint waren damit vor 28 Jahren blühende Cannabisfelder. Doch genau die könnte es demnächst geben. Im Zuge der Legalisierung und kontrollierten Abgabe der Suchtpflanze könnten Modellregionen für den kontrollierten Anbau von Cannabis freigegeben werden.

Drei der im Landtag Sachsen-Anhalts vertretenen Parteien haben mit Blick auf das eigene Bundesland zum Vorstoß ihres liberalen Bundes-Kollegen eine klare Meinung: Ja, aber. Für die SPD entbehrt der Gedanke jeglicher Grundlage. Die AfD ist strikt gegen Cannabisfelder zwischen Arendsee und Zeitz. Tobias Krull (CDU) hat kein Problem damit, wenn medizinischer Hanf in Sachsen-Anhalt unter Kontrolle angebaut wird. „Dass so etwas klappen kann, beweist Israel", sagt das Mitglied des Landtagsausschusses für Arbeit, Soziales und Integration.

Medizinische Zwecke

Die allgemeine Freigabe von Cannabis für medizinische Zwecke sei eine Entscheidung gewesen, die man konsequent zu Ende denken müsse. „Warum sollten wir den Hanf importieren, wenn wir selbst die Möglichkeit haben, ihn unter Berücksichtigung strenger Maßgaben anzubauen." Eine generelle Freigabe der Droge lehnt Krull jedoch ab: „Studien haben negative Folgen des Konsums aufgedeckt, und wie damit hinsichtlich des Straßenverkehrs umgegangen wird, ist nicht geklärt."

Es gebe Alkohol und Tabak – eine weitere Droge brauche man nicht. „In Deutschland gibt es kein Recht auf Rausch."

Umfrage:
Sollte Cannabis legalisiert werden?

Nein, Cannabis sollte verboten bleiben. (192 Stimmen) 17.13%

Ja, denn in anderen Ländern funktioniert es auch. (854 Stimmen) 76.18%

Ich bin mir nicht sicher. (39 Stimmen) 3.48%

Das Thema interessiert mich nicht. (36 Stimmen) 3.21%

Stimmen: 1121

Für die SPD-Fraktion wollte sich kein Abgeordneter öffentlich äußern. Pressesprecher Martin Krems teilte schriftlich mit: „Für eine Legalisierung von Cannabis über medizinische Zwecke hinaus gibt es in den Koalitionsverträgen in Bund und Land keine Grundlage. Modellregionen wird es deshalb weder in städtischen noch in ländlichen Räumen geben."

Konkrete Ansatzpunkte

Für Sebastian Striegel (Grüne) ist Sachsen-Anhalt „schon ein Stück weiter als Mecklenburg-Vorpommern". Im Cannabis-Kompetenzzentrum der Hochschule Merseburg gebe es zu diesem Thema konkrete Ansatzpunkte. „Es geht unter anderem um Anbauflächen in Industrieparks – zum Beispiel Leuna."

Der Charme dieser Örtlichkeiten sei, dass es dort bereits einen Wachschutz gebe und das Areal umzäunt sei. Auf einem freien Feld sieht der Landtagsabgeordnete jedoch keinen Anbau. „Schon gar nicht auf den wertvollen Bördeböden. Die sollten dem Anbau von Getreide und Zuckerrüben vorbehalten bleiben.

„Ich würde mich aber sehr darüber freuen, wenn die Landesregierung das Kompetenzzentrum als Standortvorteil unterstützen würde. Striegel spricht sich dafür aus, den Umgang mit Hanf „zu entideologisieren".

Vorstellbar in Sachsen-Anhalt

Henriette Quade (Linke) kann sich ein Modellprojekt wie das der spanischen „Cannabis Social Clubs" auch in Sachsen-Anhalt vorstellen. „Dabei wird auf Vereinsebene gemeinsam Cannabis angebaut und geerntet."

Die Landtagsabgeordnete spricht von „ideologiegetriebener Verbotspolitik" und sagt, dass es Deutschland „gut zu Gesicht stehen" würde, „damit Schluss zu machen".

Sie plädiert dafür, den Cannabis-Konsum „grundsätzlich zu entkriminalisieren und die Eigenbedarfsmenge deutlich zu erhöhen". Die Polizei hätte anderes zu tun, als jemanden zu verfolgen, der mit einem Joint erwischt wird.

Ulrich Siegmund, gesundheitspolitischer Sprecher der AfD-Fraktion, befürchtet, dass ein mögliches Vorhaben, im Land eine Modellregion zu etablieren, „ausufern" könnte in Richtung Legalisierung. „Die AfD ist strikt gegen die Legalisierung der Droge, unterstützt jedoch den Einsatz von Cannabis aus medizinischen Gründen." Der Bedarf an Hanf zur Behandlung Kranker sei gedeckt.

„Jedes Feld mehr im Land ist ein Schritt hin, um Cannabis als Rauschmittel zu nutzen."

Lieferengpässe bei Medizinalhanf. Teilweise müssen Patienten wochenlang warten, doch das Bundesgesundheitsministerium streitet das ab. Deutschland ist auf den Import angewiesen, der Bedarf an Medizinalhanf steigt stetig. Auch Apotheker/innen bestätigen die unzureichende Verfügbarkeit seit Inkrafttreten des Cannabis-Gesetzes 2017.

Die vier größten Krankenkassen AOK, TK, DAK und Barmer genehmigten ca. 22.000 Patienten die Cannabis-Behandlung. Dazu kommen kleinere Versicherer und Privatpatienten.

Auf einen Beschwerdebrief eines Schwerstkranken an das Gesundheitsministerium lautete die Antwort:

„Die Bundesregierung geht davon aus, dass die am Import von Medizinal-Cannabisblüten beteiligten Unternehmen ein eigenes Interesse haben, ihre Produkte in einer dem medizinischen Versorgungsbedarf der Patientinnen und Patienten entsprechenden Menge und Art anzubieten, den Markt zu analysieren und im Falle von Umsatzpotentialen die Verfügbarkeit anzupassen."

Stark anzunehmen ist tatsächlich, dass Unternehmen ihre Produkte verkaufen wollen, doch das Bundesgesundheitsministerium legt die Menge fest, die importiert werden darf. Minister Jens Spahn hat die Importmenge für Cannabis deutlich erhöht, doch die Engpässe bestehen weiterhin.

Wie schon eingangs erwähnt, kann Hanf auch in den Bereichen Ökologie, Umweltschutz und Ressourcen-Schonung zum Einsatz kommen. Als Beispiel : Hanf beim Bauen.

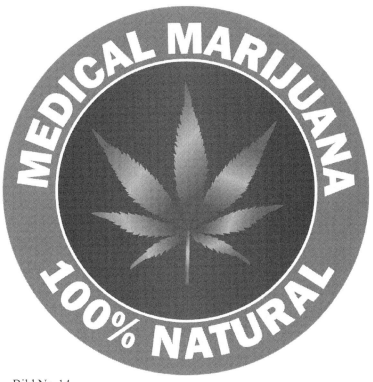

Bild Nr. 14

Hanf beim Bauen

Früher wurde Hanf als Dichtungsmaterial und zum Schutz vor Feuchtigkeit und Wasser eingesetzt, da Hanf-Baustoffe ideale Eigenschaften in der Bauphysik und hohe Dämmwerte bei gleichzeitig geringem Temperaturleitwert hat.

Wer hätte das von Hanf gedacht? Denkt man doch zuerst an berauschende oder medizinische Mittel, die aus Hanf hergestellt werden können, so ist Hanf am Bau den meisten Menschen völlig fremd und neuartig.

Aus Hanf, Wasser, Kalk und Leim lässt sich ein Material herstellen, das so fest wie Beton ist. In den USA wurde bereits ein komplettes Haus aus diesem Material gebaut. Die Baustoffe sind sehr hart, dabei leicht und diffusionsoffen, benötigen keine zusätzliche Dämmung.

Sie sorgen für eine reine Raumluft, sind dabei absolut feuersicher und langlebig. Die Energie wird effizient genutzt, das Material ist gegen Wasser und Insekten äußerst resistent und – wiederverwertbar!

Kurzum eine Material aus 100% Natur, das allerdings ein Nischendasein fristet. Doch in Zeiten, in denen „Öko" immer weiter in den Vordergrund rückt, wird man früher oder später nach Alternativen zum konventionellen Bau suchen und auf Baustoffe aus Hanf zurückgreifen.

Mehr Infos unter:

https://www.hanfstein.eu/

https://sensiseeds.com/de/blog/wie-und-warum-man-ein-hanfhaus-baut/

Die anspruchslose, widerstandsfähige, schnell wachsende Hanfpflanze mit riesigen Erträgen wäre ideales Ausgangsmaterial für die Industriezweige Textil, Papier, Lebensmittel, Bioenergie, Kraftstoffen, Automobil und Chemie. Wie lange will man mit der Wiederentdeckung noch warten?

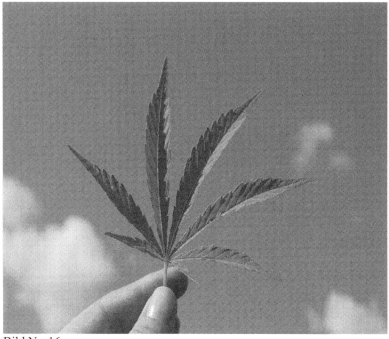

Bild Nr. 16

Studien

School of Psychology and Illawarra Health and Medical Research Institute, University of Wollongong, Wollongong, Australia, Solowij N1, 2 et al., 2018, „Therapeutic Effects of Prolonged Cannabidiol Treatment on Psychological Symptoms and Cognitive Function in Regular Cannabis Users: A Pragmatic Open-Label Clinical Trial"

https://www.ncbi.nlm.nih.gov/pubmed/29607408

From the Department of Psychosis Studies, Institute of Psychiatry, Psychology, and Neuroscience, King's College London; the Department of Psychiatry, Medical University of Gdansk, Gdansk, Poland; the Department of Psychiatry, "Dr. Carol Davila" Central Military Emergency University Hospital, Bucharest, Romania; GW Pharmaceuticals and the Cannabinoid Research Institute, Research and Development, GW Pharmaceuticals, Cambridge, U.K., McGuiere P1 et al., 2018, „Cannabidiol (CBD) as an Adjunctive Therapy in Schizophrenia: A Multicenter Randomized Controlled Trial"

https://www.ncbi.nlm.nih.gov/pubmed/29241357

Department of Pharmacology, Dalhousie University, Halifax, Nova Scotia, Canada, Thapa D1 et al., 2018, „The Cannabinoids Δ8THC, CBD, and HU-308 Act via Distinct Receptors to Reduce Corneal Pain and Inflammation"

https://www.ncbi.nlm.nih.gov/pubmed/29450258

Department of Pharmacology, School of Medicine of Ribeirão Preto, University of São Paulo, Ribeirão Preto, SP, Brazil, Sales AJ1 et al., 2018, „Antidepressant-like effect induced by Cannabidiol is dependent on brain serotonin levels"

https://www.ncbi.nlm.nih.gov/pubmed/29885468

School of Medicine, Stanford University, Stanford, CA, USA, Chelliah MP1 et al., 2018, „Self-initiated use of topical cannabidiol oil for epidermolysis bullosa"

https://www.ncbi.nlm.nih.gov/pubmed/29786144

Guy's and St Thomas' NHS Foundation Trust, London, UK, Irving PM1 et al., 2018, „A Randomized, Double-blind, Placebo-controlled, Parallel-group, Pilot Study of Cannabidiol-rich Botanical Extract in the Symptomatic Treatment of Ulcerative Colitis"

https://www.ncbi.nlm.nih.gov/pubmed/29538683

Division of Pediatric Neurology, Mattel Children's Hospital at UCLA, David Geffen School of Medicine, Los Angeles, CA, USA, Hussain SA1 et al., 2015, „Perceived efficacy of cannabidiol-enriched cannabis extracts for treatment of pediatric epilepsy: A potential role for infantile spasms and Lennox-Gastaut syndrome"

https://www.ncbi.nlm.nih.gov/pubmed/25935511

Comprehensive Epilepsy Center, New York University Langone Medical Center, New York, NY, USA, Devinsky O1 et al., 2016, „Cannabidiol in patients with treatment-resistant epilepsy: an open-label interventional trial"

https://www.ncbi.nlm.nih.gov/pubmed/26724101

Comprehensive Epilepsy Center, New York University Langone Medical Center, New York, NY, USA, Devinsky O1 et al., 2017, „Trial of Cannabidiol for Drug-Resistant Seizures in the Dravet Syndrome"

https://www.ncbi.nlm.nih.gov/pubmed/28538134

Department of Pharmacology and Toxicology, University of Louisville School of Medicine, Louisville, KY, 40292, USA, Laun AS1 et al., 2018, „GPR3, GPR6, and GPR12 as novel molecular targets: their biological functions and interaction with cannabidiol"

https://www.ncbi.nlm.nih.gov/pubmed/29941868

Department of Neurosciences and Mental Health,Fondazione IRCCS Ca' Granda Ospedale Maggiore Policlinico,University of Milan,Milan,Italy, Mandolini GM1 et al., 2018, „Pharmacological properties of cannabidiol in the treatment of psychiatric disorders: a critical overview"

https://www.ncbi.nlm.nih.gov/pubmed/29789034

Cancer Centre, Royal Stoke University Hospital, University Hospitals of North Midlands (UHNM), Stoke on Trent, UK, Sulé-Suso J1,2 et al, 2019, "Striking lung cancer response to self-administration of cannabidiol: A case report and literature review.

https://www.ncbi.nlm.nih.gov/pubmed/30815264

Center for Radiological Research, Department of Radiation Oncology, Vagelos College of Physicians and Surgeons, Columbia University, New York, NY 10032, USA, Ivanov VN1 et al, 2019, " Inhibition of ATM kinase upregulates levels of cell death induced by cannabidiol and γ-irradiation in human glioblastoma cells."

https://www.ncbi.nlm.nih.gov/pubmed/30783513

Agriculture Victoria Research, AgriBio, Centre for AgriBioscience, Bundoora, VIC 3083, Australia, Elkins AC1 et al, 2019, "Development of a validated method for the qualitative and quantitative analysis of cannabinoids in plant biomass and medicinal cannabis resin extracts obtained by super-critical fluid extraction."

https://www.ncbi.nlm.nih.gov/pubmed/30738340

Department of Medical Oncology, Sir Run Run Shaw Hospital, Zhejiang University School of Medicine, Hangzhou, Zhejiang, China, Wang J1 et al, 2019, "New Prospect for Cancer Cachexia: Medical Cannabinoid."

https://www.ncbi.nlm.nih.gov/pubmed/30719170

Department of Oral Biology/Dental College of Georgia, Augusta University Medical Center, Augusta, Georgia; Division of Plastic Surgery/Medical College of Georgia, Department of Surgery, Augusta University Medical Center, Augusta, Georgia, Simmerman E1 et al, 2019, "Cannabinoids as a Potential New and Novel Treatment for Melanoma: A Pilot Study in a Murine Model."

https://www.ncbi.nlm.nih.gov/pubmed/30691796

Department of Oncology, Korea University Guro Hospital, Korea University College of Medicine, Seoul, South Korea, Jeong S1 et al, 2019, "Cannabidiol-induced apoptosis is mediated by activation of Noxa in human colorectal cancer cells."

https://www.ncbi.nlm.nih.gov/pubmed/30660647

Department of Biological Sciences, University of Toledo, 2801 W. Bancroft Street, Toledo, Ohio, 43606-3390, USA, Oakes M1 et al, 2019, "Cannabinoids stimulate the TRP-channel dependent release of both serotonin and dopamine to modulate behavior in C. elegans."

https://www.ncbi.nlm.nih.gov/pubmed/30886012

Department of Biomedical Engineering, University of Houston, Houston, TX, USA, Raghunathan R1 et al, 2019, "Assessing the Acute Effects of Prenatal Synthetic Cannabinoid Exposure on Murine Fetal Brain Vasculature Using Optical Coherence Tomography."

https://www.ncbi.nlm.nih.gov/pubmed/30887665

Natural Product Chemistry Division, CSIR-Indian Institute of Integrative Medicine, Canal Road, Jammu 180001, India, Nalli Y1 et al, 2019, "Analyzing the role of cannabinoids as modulators of Wnt/β-catenin signaling pathway for their use in the management of neuropathic pain."

https://www.ncbi.nlm.nih.gov/pubmed/30871771

Fazit

Wie sagte die Drogenbeauftragte der Bundesregierung, Marlene Mortler: „Cannabis ist verboten, weil es illegal ist." Sie möchte Schaden minimieren, deshalb: Alkohol-ja, in Maßen, Hanf-nein, außer zu medizinischen Zwecken, wenn keine andere Therapie hilft, auf Rezept.

Aus anderen Kreisen ist dagegen zu hören, Cannabis sei längst in der Gesellschaft angekommen, die Frage laute nur noch, ob es beim Dealer oder in kontrollierten Abgabestellen gekauft werden kann. Dass dem Staat milliardenschwere Einnahmen, wie sie bei der Tabaksteuer anfallen, entgehen, dürfte das kleinere Problem sein.

Dass aber die Strafverfolgung ca. 1 Milliarde Euro pro Jahr kostet und überlastete Polizeibehörden, die dringendere Aufgaben zu erledigen hätten, gebunden werden, ein anderes. So hat sich der *Bund Deutscher Kriminalbeamter* wie auch hunderte Strafrechtsprofessoren für eine Legalisierung ausgesprochen.

Diese, wie andere Argumente, z.B. dass THC weniger schädlich sei als Nikotin und Alkohol, lässt die politisch Verantwortlichen scheinbar kalt.

Weiter mit Frau Mortler: sie möchte nicht tatenlos zusehen, wie die Jugend sich ihre Zukunft verkifft. Das möchte niemand und auch die durchaus vorhandenen Gefahren sollen nicht verschwiegen werden. Nur nichts zu tun bedeutet auch, den Verbraucherschutz nicht wahrzunehmen und auf die staatliche Kontrolle zu verzichten, das fördert schlussendlich die Kriminalität. Verantwortungsvolle Politik wäre, in die Legalisierung und die freiwerdenden Reserven in Kontrolle und Aufklärung zu investieren.

Ganz im Vordergrund sollte aber die angemessene Versorgung vieler schwerstkranker Menschen mit der natürlichen Heilkraft der Hanfpflanze stehen. Gerade Patienten, die aufgrund ihrer Erkrankung nicht um chirurgische Eingriffe, Bestrahlungen, Chemo-Therapien und Medikamenteneinnahme herumkommen, sei der Cannabisgebrauch, ohne bürokratische Hürden und nicht zu tragende Kosten, gegönnt. Und in die kriminelle Schmuddelecke gehören sie schon gar nicht.

Zu hoffen wäre für die Zukunft auf eine erfolgreiche Zusammenarbeit zwischen Politik, Forschung, Schulmedizin und Naturheilkunde!

„Für die Freiheit, für das Leben – kranken Menschen Hilfe geben" – Florian Rister

Warnhinweise

Bei allen Informationen, die wir Ihnen in diesem Werk über CBD liefern, können wir den Erfolg nicht vorhersehen oder gar garantieren. Bei jedem Menschen tritt der Erfolg unterschiedlich schnell ein. Das ist abhängig von der Qualität des Produktes, der Dosierung und Einnahmedauer, der anvisierten Krankheit oder Mangelerscheinung, Ihrem Stoffwechsel und dem aktuellen Gesundheitszustand und vielem mehr. Bei aller Überzeugung für die Vitalstoffe nehmen Sie CBD stets auf eigenes Risiko ein.

Nehmen Sie vor allem unsere Tipps „Was Sie unbedingt vor dem Kauf wissen sollten" und die Dosierungshinweise ernst und besprechen Sie die Einnahme vorab mit Ihrem Arzt oder Heilpraktiker. Insbesondere zu Allergien, Wechselwirkungen mit anderen Medikamenten oder Zusatzprodukten, Verträglichkeit bei Schwangerschaft oder von Kindern etc. gibt Ihnen ein Gespräch mit Ihrem Arzt Sicherheit.

Dieser Ratgeber dient ausschließlich zu Informationszwecken.

Kleine Anmerkung:

Wir hoffen, dass Ihnen der Ratgeber gefallen und weiter geholfen hat.

Es würde uns sehr freuen, wenn Sie sich dazu entschließen, eine Rezension über Amazon zu hinterlassen! ☺

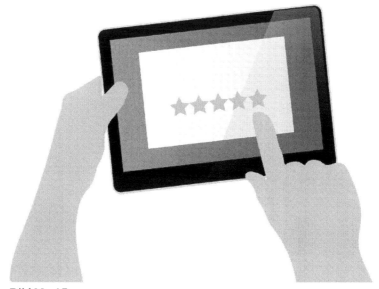

Bild Nr. 17

Bildnachweise

1. Urheber: succo, Lizenz: Pixabay License, www.pixabay.com
2. Urheber: OpenClipart-Vectors, Lizenz: Pixabay License, www.pixabay.com
3. Urheber: erzebethh, Lizenz: Pixabay License, www.pixabay.com
4. Urheber: WikimediaImgaes, Lizenz: Pixabay License, www.pixabay.com
5. Urheber: mohamed_hassan, Lizenz: Pixabay License, www.pixabay.com
6. Urheber: GDJ, Lizenz: Pixabay License, www.pixabay.com
7. Urheber: typographyimages, Lizenz: Pixabay License, www.pixabay.com
8. Urheber: 12089, Lizenz: Pixabay License, www.pixabay.com
9. Urheber: Valyxyz, Lizenz: Pixabay License, www.pixabay.com
10. Urheber: chrisbeez, Lizenz: Pixabay License, www.pixabay.com

11. Urheber: stevepb, Lizenz: Pixabay License, www.pixabay.com
12. Urheber: MeineMaennerwelt, Lizenz: Pixabay License, www.pixabay.com
13. Urheber: OpenClipart-Vectors, Lizenz: Pixabay License, www.pixabay.com
14. Urheber: Isucc, Lizenz: Pixabay License, www.pixabay.com
15. Urheber: cytis, Lizenz: Pixabay License, www.pixabay.com
16. Urheber: TinaKru, Lizenz: Pixabay License, www.pixabay.com
17. Urheber: mcmurryjulie, Lizenz: Pixabay License, www.pixabay.com

Sämtliche Abbildungen dienen ausschließlich zu Anschauungszwecken.

Rechtliches

Impressum

Healthcare Institute wird vertreten durch:

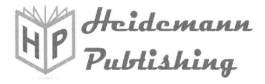

Heidemann Publishing
Steven Heidemann, M.A.
Detmolder Straße 97
33604 Bielefeld

Coverbilder:

[Lauria] | [https://www.fiverr.com]

[alphaspirit] | [https://de.depositphotos.com/]

[roxanabalint] | [https://de.depositphotos.com/]

[Simeon.VD] | [https://de.depositphotos.com/]

Copyright © 2019 Healthcare Institute

Lektorat: Cornelia Feyberg

Alle Rechte vorbehalten

Dieses Werk ist urheberrechtlich geschützt. Nachdrucke, auch auszugsweise, sind verboten. Ohne schriftliche Genehmigung der Autoren, darf kein Teil dieses Werkes in irgendeiner Form verbreitet, vervielfältigt oder reproduziert werden.

Haftung für externe Links

Das Buch enthält Links zu externen Webseiten Dritter, auf deren Inhalt die Autoren keinen Einfluss haben. Deshalb kann für die Inhalte externer Inhalte keine Gewähr übernommen werden. Für die Inhalte der verlinkten Webseiten ist der jeweilige Anbieter oder Betreiber der Webseite verantwortlich. Die verlinkten Seiten wurden zum Zeitpunkt der Verlinkung auf mögliche Rechtsverstöße überprüft. Rechtswidrige Inhalte waren zum Zeitpunkt der Verlinkung nicht erkennbar. Eine permanente inhaltliche Kontrolle der verlinkten Webseiten ist jedoch ohne konkrete Anhaltspunkte einer Rechtsverletzung nicht zumutbar. Bei Bekanntwerden von Rechtsverletzungen werden derartige Links umgehend entfernt.

Haftungsausschluss

Die Autoren übernehmen keinerlei Gewähr für die Aktualität, Richtigkeit und Vollständigkeit der bereitgestellten Informationen. Haftungsansprüche gegen die Autoren, welche sich auf Schäden materieller, gesundheitlicher oder ideeller Art beziehen, die durch die Nutzung oder Nichtnutzung der dargebotenen Informationen bzw. durch die Nutzung fehlerhafter und unvollständiger Informationen verursacht wurden, sind grundsätzlich ausgeschlossen, sofern seitens der Autoren kein nachweislich vorsätzliches oder grob fahrlässiges Verschulden vorliegt. Die Autoren behalten es sich ausdrücklich vor, Teile oder das gesamte Werk ohne gesonderte Ankündigung zu verändern, zu ergänzen, zu löschen oder die Veröffentlichung zeitweise oder endgültig einzustellen.

Weitere Buchempfehlungen

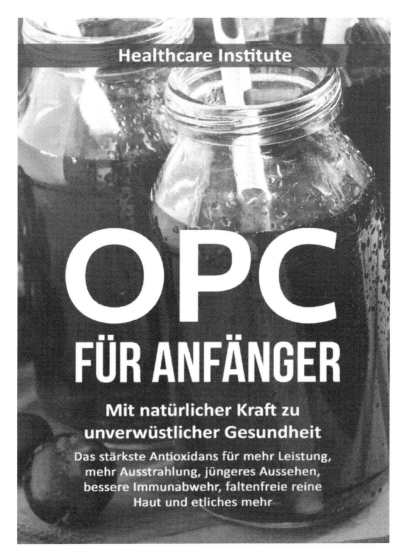

ISBN-13: 978-1718005952

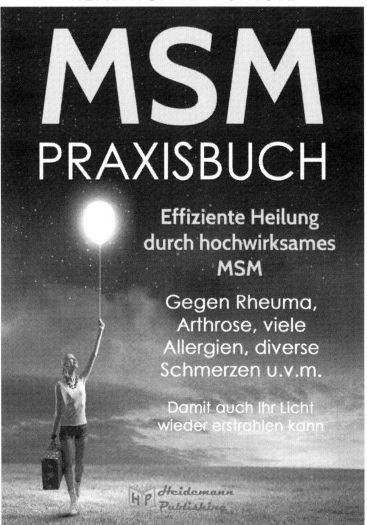

ISBN-13: 978-1790704354

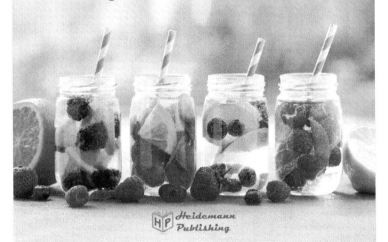

ISBN-13: 978-1731568335

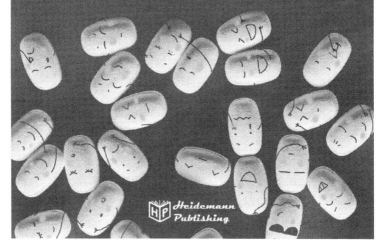

ISBN-13: 978-1794472679

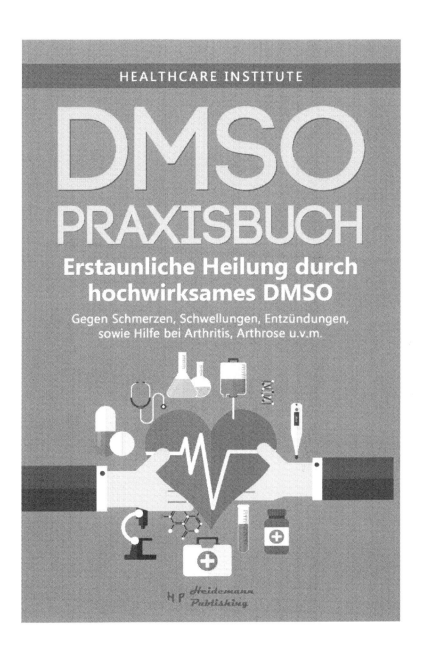

ISBN-13: 978-1796462630

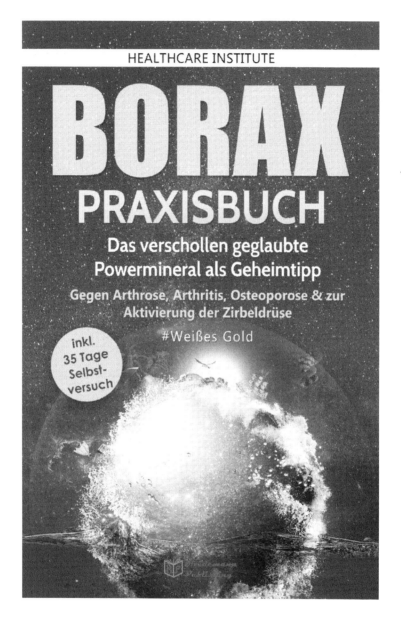

ISBN-13: 978-1796395969

HEALTHCARE INSTITUTE

OPC + MSM + DMSO
+
ENTGIFTEN
+
NAHRUNGS ERGÄNZUNGSMITTEL

Praxisbuch

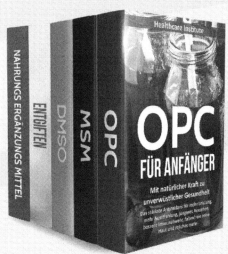

5 in 1 Buch

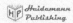

ISBN-13: 978-1797492988

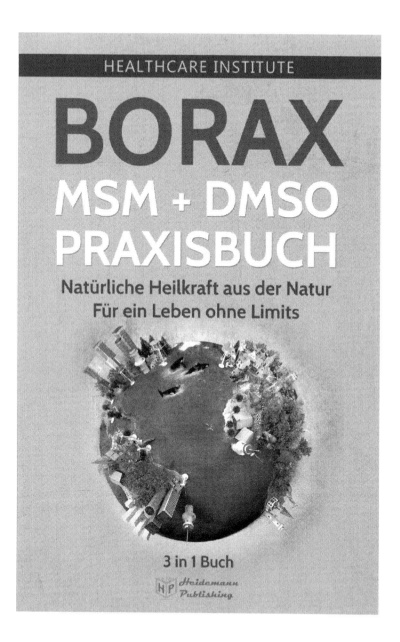

ISBN-13: **978-1798971321**

Printed in Poland
by Amazon Fulfillment
Poland Sp. z o.o., Wrocław